糖尿病

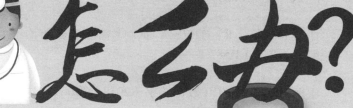

怎么办？

曾龙驿 / 主编

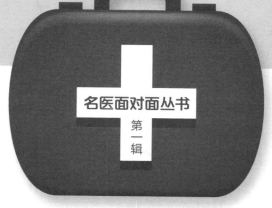

名医面对面丛书
第一辑

U0263173

SPM 南方出版传媒

广东科技出版社｜全国优秀出版社

·广 州·

图书在版编目（CIP）数据

糖尿病怎么办？ / 曾龙驿主编. —广州：广东科技
出版社，2018.4
　（名医面对面丛书. 第一辑）
　ISBN 978-7-5359-6936-1

　Ⅰ. ①糖… 　Ⅱ. ①曾… 　Ⅲ. ①糖尿病—防治—
问题解答 　Ⅳ. ①R587.1-44

中国版本图书馆CIP数据核字（2018）第069313号

糖尿病怎么办？
Tangniaobing Zenmeban?

责任编辑：杨敏珊　李　芹
封面设计：柳国雄
责任校对：杨崚松
责任印制：彭海波
出版发行：广东科技出版社
　　　　　（广州市环市东路水荫路11号　邮政编码：510075）
http://www.gdstp.com.cn
E-mail: gdkjyxb@gdstp.com.cn（营销）
E-mail: gdkjzbb@gdstp.com.cn（编务室）
经　　销：广东新华发行集团股份有限公司
排　　版：广州市友间文化传播有限公司
印　　刷：佛山市浩文彩色印刷有限公司
　　　　　（佛山市南海区狮山科技工业园A区　邮政编码：528225）
规　　格：889mm×1 194mm　1/32　印张7　字数175千
版　　次：2018年4月第1版
　　　　　2018年4月第1次印刷
定　　价：29.00元

编委会

主　编：曾龙驿

主要编写人员（按姓氏笔画排序）：

王曼曼　朱碧连　江　玮

严朝霞　陈　沐　林　硕

林可意　曾龙驿　曾咏梅

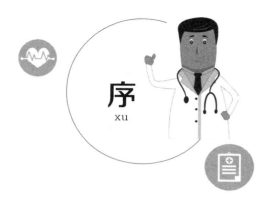

序
xu

改革开放以来，中国保持快速发展，经济总量跃升至世界第二。过去五年，中国以超过10万亿美元的经济体量实现中高速增长，对世界经济平均贡献率达到30％左右。

在"撸起袖子加油干"的当下，全面建设小康社会，实现全民健康是我们一起努力的方向。砥砺奋进的这些年，在快节奏、高强度工作压力下，管理健康显得尤为重要。目前，高血压、糖尿病等慢性非传染性疾病成为威胁人们健康的杀手，这些病呈现"三高三低"的特点：患病率高、致残率高、死亡率高，知晓率低、治疗率低、控制率低。中国人口基数大，高血压、糖尿病患者是庞大的群体，如果不控制好基础病，继发诸多并发症，对患者、家庭、社会、政府而言都是沉重的负担。此外，胃病、甲状腺疾病、颈肩腰腿痛的发病率也呈逐年上升趋势。

即使在北京、上海、广州、深圳等经济发达、医疗资源较为集中的地区，即使患者挂号看知名专家，由于时间有限，专家也来不及把更多的健康知识告诉患者，因此患者的健康教育需要在医院以外拓宽更广阔的舞台。广东广播电视台南方生活广播品牌节目《名医面对面》，多年来成为听众信赖、专家认可的节目。近年来，在"互联网+"的大潮下，我们致力打造品牌节目，深耕传统电台节目，2013年打造公益品牌活动：大爱有声"爱心伴你行，百位名医进社区"公益行动。至2017年年底，共举办近两百场公益活动，走进中小学校园、老年大学、社区广场、图书馆甚至水上巴士，把名医服务送到大众身边。同时，在南方生活广播官方微信公众号（SLR936）、触电直播、粤听APP等助力下，打破地域的局限，让节目传播得更远更远。在2017年第四届全国广播电视民生影响力调查中，《名医面对面》获广播时尚生活类型10强品牌栏目称号；大爱有声"爱心伴你行，百位名医进社区"公益行动荣获广播电视品牌活动称号。

有人形容"电台节目像一阵风"，可听的节目随风而逝，尤其是中老年人，左耳朵进，右耳朵出，当时道理听得很明白，过了几天，听完也就忘了。如何把专家的专业知识变为可收藏、随时查阅的作品？书籍无疑是最值得信赖的朋友。南方生活广播与广东科技出版社是长期合作的战略合作伙伴，之前紧密合作出版的多套科普丛书，曾获广东省、广州市优秀科普读物奖。此次，我们再度携手，重磅推出《名医面对面》系列丛书，本次出版的是第一辑，共5本。

本套丛书的作者，都是临床一线的知名专家，包括：

《糖尿病怎么办？》作者：中山大学附属第三医院内分泌科主任、博士生导师曾龙驿教授；

《甲状腺疾病怎么办？》作者：广东省中医院内分泌科主任魏华教授；

《高血压怎么办？》作者：广州中医药大学第一附属医院心血管科主任李荣教授；

《胃病怎么办？》作者：广州中医药大学博士生导师佘世锋教授；

《颈肩腰腿痛怎么办？》作者：暨南大学附属顺德医院康复科主任尹德铭主任中医师。

以上五位专家，都是深受患者喜爱的好大夫，他们在繁忙的医、教、研工作中，抽出宝贵的时间，用大众容易读懂的通俗笔触，把深奥的医学知识解释清楚明白，把自我健康管理的能力交到患者手中。"授人以鱼不如授人以渔"，希望每位患者都学会管理健康，从容面对压力，掌握好生活节奏，做自己的"保健医生"，把健康牢牢掌握在自己手中。本套丛书的出版，受惠的是广大的患者、听众与读者，在碎片化阅读的当下，让我们一起回归书籍阅读，健康让生活更美好！

全国健康节目金牌主持人南方生活广播节目部
副主任监制、主持人、记者林伟园
2018年元月

目录
Contents

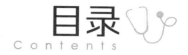

第五
部分
糖尿病患者生活注意事项　/ 173

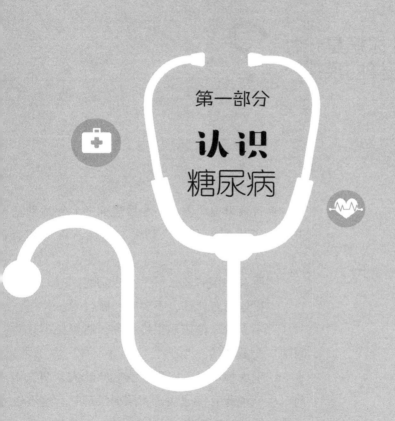

第一部分

认识
糖尿病

1

糖尿病是一种
怎样的疾病 **?**

夏日夜里凉风习习，小区里面的老年活动室里，大爷大妈们在热火朝天、七嘴八舌地聊着天。

"听说20楼的老张得了糖尿病啊。"

"糖尿病有什么，不要吃糖就行啦。"

"不是哦，糖尿病很可怕啊，听说搞不好会眼瞎、要截肢的。"

"别大惊小怪，医生就喜欢吓唬人，两三年前医生就说我有糖尿病，我压根没理它，这不也活蹦乱跳，吃嘛嘛香嘛。"

"是吗？我也有糖尿病，都5年了，天天吃药不敢停，还时不时地扎手指验血糖。看！十个指头都扎了无数个针眼了，医生说我做得好，所以没有并发症。"

"听说隔壁有人去找一个老中医，几剂中药就把糖尿病治好了，你要不要去试试？我可以帮你问问那中医的地址。"

"那敢情好啊！改天我也去看看。"

....

这时，医院上班的林医生刚加完班匆匆回到小区，想着赶紧回家陪陪4个月大的儿子，路过那一群正争论不休的老人，结果一位阿姨眼尖，立马叫住了他。"哎呀，林医生！林医生！你回来的正好！来来来，咱们中山医的大才子，我们大家最信任你了，你给我们大伙讲讲，糖尿病到底是一种怎样的疾病啊？"

林医生想着家里的孩子又看着大叔大妈殷切的眼神，最终还是放慢脚步，坐下来，徐徐说道："其实，糖尿病一点也不神秘，更不可怕。它是一种慢性病。所谓慢性病，就是慢着来的，也得慢慢治。大家听我慢慢说来。"

糖尿病是一种遗传因素和环境因素长期共同作用所致的慢性、全身性、代谢性疾病，以血浆葡萄糖水平升高为特征。主要是因为体内胰岛素分泌不足或者作用障碍引起的糖、脂肪、蛋白质代谢紊乱而影响正常生理活动的一种疾病。人有环肥燕瘦、花有万般姿态，万事万物都有它的特点，作为糖尿病，它也有它的特点。

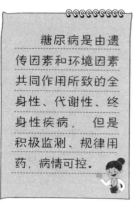

糖尿病是由遗传因素和环境因素共同作用所致的全身性、代谢性、终身性疾病，但是积极监测、规律用药，病情可控。

首先，糖尿病是一种常见病。有多常见呢？在中国，目前糖尿病的患病率已接近10%，也就是说平均10个人中就有1个是糖尿病患者。糖尿病已成为继肿瘤、心血管病之后的第三大威胁人们健康的慢性疾病。我国人群属于糖尿病易感者，随着老龄化程度的加重、生活水平的改善和不良生活方式所致肥胖人群的增加，我国糖尿病防治形势日趋严峻。近年来，我国糖尿病患病率快速上升，已成为全球糖尿病患者最多的国家。

其次，糖尿病是一种终身性疾病。有些人得了病，总是想着要治好，无论花费多少金钱、多少精力，到处寻医问诊，就想着把这病给治好了，彻底断根了。其实，这种心态是不科学的。医学发展到现在，只有极少数的疾病是可以治愈的，很多疾病都是不能完全根治的，糖尿病就是其中一种。它是终身性的疾病，它甚至比你的伴侣还要忠诚，始终跟随着你，不管贫穷、富贵，不管你是升官还是落魄，它都会不离不弃。所以，得了糖尿病，不要抵触它、排斥它，要学会与它和谐共处。像对待其他生活中的事物一样，与它对话，去接触它，去了解它，去认识它。

最后，糖尿病是一种可控制性的疾病。有人会说，医生呀，你说糖尿病是慢性的，是终身的，像幽灵一样阴魂不散的，那得了糖尿病岂不是没得治，乖乖等死了？当然不是！疾病虽然不一定能治愈，但却可以控制。糖尿病的危害主要是血糖升高后引起的各个器官功能的损害。那我们在它出现器官损害之前，经过全面的治疗，将血糖控制好，那些危害不就可以控制了吗？不要认为疾病治不好就不去治，治疗糖尿病、控制血糖，是为了在能控制的时候就将危害扼杀在摇篮里，防止出现严重的并发症。

另外，糖尿病是一种需配合部分管理的疾病。对于慢性病的管理，最让医生头疼的就是患者的配合，肺炎、溃疡这些疾病，患者会有明显的不舒服，自然乖乖听医生话，怎么打针怎么吃药一样不落。而糖尿病这种可能早期几年都不会有明显不适的疾病，患者就容易产生医生在吓唬他的想法，不以为意。

有患者问医生："你开的药我每天都按时吃，为什么血糖还是不好啊？"医生问："你有没有注意控制一下饮食啊？"答："没有，以前苦，现在生活好了，当然就得吃好点啊！"问："你有没有去运动啊？"答："我那么胖，一动就一身汗，不想运动。"问："那你有没有扎手指测血糖啊？"答："哎呀，医生，扎手指好痛的，我怕疼。"一问三未做，这就是吃了药，但血糖还是控制不好的原因。

糖尿病的治疗，有"五驾马车"——饮食、运动、药物、血糖监测、糖尿病教育。其中医生能做的只有药物治疗和糖尿病教育，在这五个因素中，患者都是主体。"五驾马车"脱离了患者本身这个"车夫"，糖尿病就会成了脱缰的野马，向并发症的原野狂奔。

最后，糖尿病是一种病情不断变化的疾病。有的患者发现自己有糖尿病后，积极主动去看医生，医生开了药也按时按量去吃。看完一次医生以后就再也不去诊室了，可能是因为挂号麻烦，可能是觉得医院拥挤，自个儿在药店买药，长年累月地吃。两三年后，不舒服了，来诊室一查，血糖很高，并发症也出现了。他非常困惑，自己每天按照医生的说法，每天吃着这种药，原来血糖都控制好好的，为什么现在血糖就控制不好了呢？其实，糖尿病不是一成不变的，药物的治疗也不是一成不变的，随着病程的进展，并发症和合并症的出现，治疗方式随时可能需要调整。所以，我们建议患者每3个月至少去诊室抽血一次，了解血糖控制和其他合并症情况。不要以为看过医生，按照医生说的做了就像上了保险。定期监视"敌人"的动向才能保证不被打倒。

总的来说，糖尿病是一种慢性病，它很常见、很普通，也很狡猾，容易让人对它失去警惕。但它并不可怕，它是可以被人类控制的。只要我们对它足够重视，积极去治疗它，它就无法逍遥自在地损害我们的身体。

"咳咳"，林医生清清嗓子，"不早了，大叔大妈，我得回家看孩子啦！关于糖尿病，大家还有什么疑问我们改天再聊。"看着林医生的背影，老人们满意地笑了。

2

糖尿病有什么症状？

　　糖尿病那么常见，很多人都想知道，自己到底有没有糖尿病？得了糖尿病会有什么症状？

　　糖尿病典型的临床症状是"三多一少"，即多饮、多尿、多食和消瘦（体重下降）。多饮，总是觉得口干，有些人自诉有"咽炎"，一直都治不好。每天喝水多，自然小便多，甚至有人每天夜里起来七八次。吃得很多，但是体重却越来越轻，有的人一个月能瘦10斤。

　　糖尿病不典型的症状有：①反复生疖长痈，皮肤损伤或伤口不容易愈合。②皮肤瘙痒，尤其是女性外阴瘙痒或泌尿系统感染。③不明原因的双眼视力减退、视物模糊。④男性不明原因的性功能减退、勃起功能障碍（阳痿）者。⑤过早发生高血压、冠心病或脑卒中。⑥下肢麻木、烧灼感。⑦尿中有白色泡沫不易消散（蛋白尿）。有典型症状或者不典型症状的患者，通常都会主动就诊。而绝大多数的患者，特别是2型糖尿病患者在早期没有任何症状，或者只有一些不引人注意的不舒服，如口干、喝水多，若不加注意，慢慢地糖尿病就会进展，直至出现一些其他并发症症状。因此，正常人群，特别是糖尿病易感人群，应该每年进行体检，检查血糖情况，以便早期发现血糖异常情况，早干预、早治疗。

糖尿病患者处于多种致残甚至危及生命的健康风险中。随着糖尿病的进展，会出现一些并发症相关的表现。长期的高血糖会影响患者的心脏、血管、眼、肾和神经系统，发生感染的风险也增高。几乎在所有高收入的国家中，糖尿病是导致心血管疾病、失明、肾衰竭和下肢截肢的主要原因。其中，心血管疾病是患者最常见的致死原因，包括心绞痛、心肌梗死、脑卒中、外周动脉疾病和充血性心力衰竭。

糖尿病同时是导致慢性肾病的一个重要原因，早期可能有泡沫尿（蛋白尿）甚至没有明显症状，随着病情进展，肾功能逐步下降，最终会出现肾衰竭的情况。糖尿病视网膜病变是后天致盲的重要原因，患者可能出现：视物模糊、飞蚊症、重影等表现。长期的血糖控制不佳，可能损伤全身的神经，导致消化不良、便秘、腹泻、泌尿系统感染、勃起功能障碍和其他多种功能问题。最常见的受累部位是四肢，尤其是足部，可能出现四肢末端的麻木、疼痛甚至感觉丧失。感觉丧失尤其危险，临床上会遇到一些患者，换了个新鞋子磨破皮了也没有知觉，直到小小的水泡一直烂到骨头里才来就医，导致严重感染和溃疡，严重者可能需要截肢。

因此，糖尿病早期可能没有任何症状，但我们千万不要被它的糖衣炮弹所蒙蔽，要早期发现病情，不要等到出现严重症状才后悔莫及。

3

人为什么容易患糖尿病

?

　　回答这个问题之前，先跟大家讲一个小岛的故事。

　　瑙鲁共和国位于南太平洋，马绍尔群岛以南，在澳大利亚和夏威夷的中间地带，仅由一个小小的珊瑚礁岛组成，总面积不过21平方公里，是世界上面积第三小的国家。千万年来，有数不清的海鸟来到这个小岛上栖息，在岛上留下了大量的鸟粪，经年累月，鸟粪起了化学变化，成为一层厚达10米的优质肥料，人们称之为磷酸盐矿。全岛3/5被磷酸盐所覆盖，只有沿岸有一窄窄的平地。多年以前，瑙鲁人世代以捕鱼和简单的农耕为生，由于土地贫瘠、物产不丰富，辛勤的劳作也不一定能换来饱腹的食物，经常有饥荒出现。20世纪初英国殖民者发现岛上的鸟粪是个宝，有丰富的高质量磷酸盐矿，并进行了大量开采，每年开采量达到了几百万吨，瑙鲁人一下成了世界上最富的人群之一，成了"活在鸟粪上的国家"。他们幸福来得太快了，告别了穷苦的日子，靠着岛上现成的鸟粪就有源源不断的金钱到账。于是，他们不用工作了，不捕鱼、不农耕、不种植。所有的食品、淡水都依赖附近的国家如澳大利亚进口，垃圾食品泛滥。饮食中摄入了大量高碳水化合物、高脂肪、高热量的现代食物。随着矿区面积的增大，生活区的面积逐渐减少，岛民的活动范围也越来越少，尽管岛上只有一条十几千米的公路，岛民还是买了汽车、摩托车，甚至游艇、直升机，运动越来越少，肥胖的人越来越多。财富和肥胖带来的不是幸福，而是另一场健康的灾难——糖尿病。1925年岛上出现的第一例糖尿病到1934年的第二例糖尿病中间间隔了近10年的时间，但到了1954年以后，在岛上不到1万人里，有大约60%的人患了糖尿病，成了全世界糖尿病最高发的地区。

　　几十年过去了，瑙鲁的人口并没有大幅度增加，但是糖尿病患病率慢慢下降至30%。科学家研究发现：糖尿病患病率的下降并不是因为肥胖和生活方式发生了改变，而是因为糖尿病患者和容易得糖尿病的人因各种并发症，如脑卒中、肾衰竭等，大多数去世了。相应地，看上去好像是糖尿病患病率下降了。

　　糖尿病的病因和发病机制极为复杂，科学家至今仍未完全阐明。由这个小岛将近一个世纪的演变，我们可以从中得到警示：环境和遗传因素是引发糖尿病的重要原因。因鸟粪，这个岛屿的人们生活方式发生了重大转变，从劳作到享乐，从低热量饮食到高热量饮食，运动越来越少，肥胖成了全民的一大疾病隐患。尽管大部分人都得了糖尿病，但有一小部分人却没有，而他们的基因也因此遗传下来。

目前我国是全球糖尿病第一大国，糖尿病人口、糖尿病患病率急剧增加可能有以下原因：首先，是遗传因素，中国人可能为糖尿病的好发人群；其次，由于我国经济迅速发展，生活水平提高引起膳食结构改变，膳食中的热量、蛋白质、脂肪来源由以植物为主转向以肉食为主，总热量过剩。同时，不健康、不科学的生活模式，包括对糖尿病的无知、热量摄取过多、体力活动减少导致肥胖，这些构成重要的环境因素。另外，老龄化也是重要原因，我国男性平均寿命已达71岁，女性达74岁，而2型糖尿病与年龄相关，年龄越大，患病率越高。这些因素共同导致了糖尿病患病率的增加。

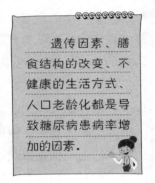

遗传因素、膳食结构的改变、不健康的生活方式、人口老龄化都是导致糖尿病患病率增加的因素。

4

哪些人容易得糖尿病 **?**

由瑙鲁的故事我们已经知道，遗传和环境因素是导致糖尿病的重要原因。由此我们来总结一下，哪些人容易得糖尿病。

1 有糖尿病家族史的人

没错，种豆得豆，种瓜得瓜，老鼠的儿子会打洞。在自然界中，遗传是基准。有些人生下来就存在着容易得糖尿病的基因。那么像家中直系亲属有糖尿病，如：父母、子女或兄弟姐妹中有患糖尿病者，那他本人也容易得糖尿病；2型糖尿病患者1/3的后代将表现为糖尿病或糖耐量异常。双亲患有2型糖尿病，估计其后代到60

岁时，糖尿病发生率约为50%。母亲患糖尿病的遗传倾向高于父亲，有糖尿病的父母所生子女，糖尿病的发生年龄早于无糖尿病的父母所生子女。

2 高血压和血脂异常者

糖尿病常常是一手牵着高血压，一手拉着血脂异常来影响人体，它们已是糖尿病最常见的合并症，同时又是患糖尿病的危险因素，因为这些疾病都有胰岛素抵抗，同属于代谢综合征。

3 吸烟者

吸烟可以使多个器官受损，特别是心血管系统。而糖尿病患者吸烟对已发生心血管并发症的人来说，无疑是雪上加霜，有害无益。

4 缺乏运动者

如果你经常性地不进行体育锻炼，就很容易得糖尿病。运动除了消耗热量、减轻肥胖外，还可以增加胰岛素的敏感性，因此，缺乏运动者是糖尿病瞄准的一个对象。

5 中老年人

年龄，年龄＞45岁是糖尿病明确的危险因素。人到中年生活工作压力加大，精神紧张，而生活条件改善，摄取热量较多，运动量减少，热量消耗降低。另外，人到中年以后，各种脏器渐渐老化，细胞功能逐渐衰退等，使得这部分人容易患糖尿病。

6 超重、肥胖者

2型糖尿病发生的危险性与肥胖呈正相关，肥胖的程度越重，患糖尿病的危险就越高，尤其是腹型肥胖（男性腰围≥90cm，女性腰围≥80cm）患2型糖尿病的危险性更大。内脏型肥胖是导致2型糖尿病的最主要原因之一。一般来说，肥胖体重指数在25以上的成年人才容易患内脏型肥胖，但有14%左右的非肥胖中国成年人，也患有内脏型肥胖，中国人的脂肪容易在内脏周围存积，因此更容易得2型糖尿病。肥胖造成胰岛素抵抗，胰岛素抵抗容易造成胰岛素过多地分泌，胰岛素过多分泌不可能持续很长时间，胰岛细胞最后会不堪重负而发生功能衰竭，引发糖尿病。

7 高热量饮食习惯的人

摄入高热量及结构不合理的膳食而体力活动不足，易导致肥胖及降低胰岛素敏感性，可促进糖尿病的发生。

8 妊娠期高血糖对胎儿产生影响

母亲有异常分娩史，如有不明原因的多次流产史、死胎、死产、早产、畸形儿或巨大儿等，糖尿病的患病风险增加。

糖尿病有多流行？

20世纪80、90年代，糖尿病比较少见，以至于糖尿病被狭隘地套上了"富贵病"的帽子，甚至这种观念直到现在仍有影响。大部分人一旦听说周围的亲戚、朋友、同事等得了糖尿病，总会以调侃式的语气说他物质生活改善了，有钱了，把糖尿病"吃出来"了。但事实果真如此吗？我们都知道，现在社会经济的迅猛发展，生产力日新月异的变化，极大地改善并丰富了人们的物质生活，但同时也潜移默化地影响了人们的生活方式。我们不否认物质条件的改善、肥胖的人增多、老龄化是2型糖尿病发病率增长的重要原因，但是时至今日，2型糖尿病早已绝非昔日"富贵病"所寓意的，仅是少数有钱人的专属，而是已经蔓延到整个社会，来自不同年龄、性别、层次、背景、文化程度等的人群均为2型糖尿病的发病人群。糖尿病在不到30年的时间内，患病率从不到1%增长到目前超过10%，已经成为继肿瘤、心血管疾病之后的第三大

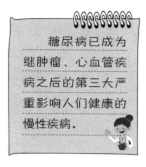

糖尿病已成为继肿瘤、心血管疾病之后的第三大严重影响人们健康的慢性疾病。

严重影响人们健康的慢性疾病，可以说糖尿病患者目前已遍布于我们左右。

近年来一些大型糖尿病流行病学调查研究结果公布后，公众更意识到目前糖尿病患病形势的严峻！如2015年国际糖尿病联合会（IDF）公布的数据显示，世界上每 11 名20～79岁的成年人中就有 1 人患有糖尿病（共约4.15 亿）。如果不加干预，到2040年全球糖尿病患病率将达到1/10（共约6.42 亿）。随着全球经济的发展，2 型糖尿病不再属发达国家专有，接近 75% 的糖尿病患者分布于中低收入国家。近30年来，中国、印度、印度尼西亚等亚洲国家的2型糖尿病患病率急骤上升，2000—2013年全球糖尿病患病人数增加2.5倍，在患病人数前10名的国家中，5个来自于亚洲，亚洲俨然已是糖尿病发病的重灾区。

特别是我们国家，自改革开放以来，随着经济的发展、人民生活水平的提高，我国成人糖尿病患病率已经从1980年的0.67%增加至2010年的11.6%，糖尿病患病人数呈爆炸式增长，主要原因在于不健康的生活方式，如高糖和高脂的饮食结构和缺乏运动等。目前我国糖尿病患者已达到1.139亿人次，跃居全球榜首。若不尽快采取行动，减少不健康饮食和缺乏运动等生活方式中的危险因素，预计该数字将在2040年增至1.5亿人，将给我国健康和社

会经济带来严重影响。近期，世界卫生组织发布了一组惊人的数据，称中国在已有的1.1亿糖尿病患者的基础上，有5亿以上处于糖尿病前期的成年人，也就是说，中国有近一半的人口处在糖尿病的阴影之下！这不仅带来罹患2型糖尿病的风险，也带来罹患心血管病等其他疾病的风险。

糖尿病已经成为一种全球性流行病，追溯起来与体重超重、肥胖和缺乏身体运动的情况迅速增多有关。不健康饮食和缺乏运动也导致我国超重和肥胖比例日益攀升，而后两者本身也是引发2型糖尿病的危险因素。中国现有1/3以上的成年人超重，7%的成年人肥胖。不健康的生活方式使得中国儿童也面临罹患糖尿病的风险。11～17岁的青少年中，超过4/5的人缺乏运动，儿童超重率和肥胖率快速增长。1985年，中国儿童超重率和肥胖率为3%，到2010年，约1/10的女孩和1/5的男孩超重和肥胖。

可以说，如今我们生活在一个充斥着糖尿病的社会，现在基本上任何个人在日常生活中均无法避免地接触到糖尿病，甚至部分人的生活直接受糖尿病左右。糖尿病已经由潜伏在人群中，逐渐崭露头角，到现在有大张旗鼓的势头，而且是来势汹汹，因此我们应该果断抛弃过去那些置之不理、置若罔闻的态度，同仇敌忾对付这个人类健康的大敌！

第二部分

糖尿病的病因及发病机制

1

肥胖与糖尿病
有什么关系

？

　　临床上，有些患者常常会问肥胖与糖尿病之间有着怎样的关系？在这里我们引入一个名词：体重指数（BMI）。据不完全统计，体重指数（BMI）＞24kg/ m²的成年人所患心脑血管疾病与糖尿病的概率会大大增加。

　　体重指数这个概念，是由19世纪中期的比利时朗伯·阿道夫·雅克·凯特勒最先提出，它的定义如下：体重指数（BMI）=体重（kg）÷身高（m）²。中国成年人最理想的体重指数是22~23 kg/ m²。体重过轻：BMI＜18.5 kg/ m²；健康体重：18.5≤BMI＜24 kg/ m²；超重：24≤BMI＜28 kg/ m²；肥胖：BMI≥28 kg/ m²。体重指数越大的人，也就越肥胖。

我国2型糖尿病患者的平均BMI约为25kg/m²，比自然人群的23kg/m²要高。但远没有白人高，白人患者的平均BMI多超过30 kg/m²。大多数患者初期体重都有不同程度的增加，特别是40岁以上的患者，调查显示约65%的患者身体超重或肥胖，其中70%～80%有病前肥胖史。与单纯的糖尿病患者相比，合并肥胖的糖尿病患者预后相对差，而且其死亡率也高出2.5倍。而肥

体重指数（BMI）=体重（kg）÷身高（m）²。中国成年人最理想的体重指数是22-23 kg/m²。体重指数越大，越肥胖。

BMI＞24kg/m²的成年人所患心脑血管疾病与糖尿病的概率会大大增强。

胖人群的糖尿病发病率是非肥胖者的4倍，与BMI＜25 kg/m²的人群相比，BMI为25～29.9 kg/m²的人糖尿病患病率增加70%，其中腹型肥胖的人患糖尿病的危险性远远大于臀部型肥胖的人。中国人只要稍微胖一点，糖尿病患病率就大幅度增高，可能的一种解释是，中国2型糖尿病患者的胰岛代偿功能可能较差，在体重增加时易出现胰岛β细胞功能衰竭而发生糖尿病。

那么肥胖者为什么容易得糖尿病呢？根本原因在于肥胖者体内存在着一种特殊的病理状态，叫作胰岛素抵抗。胰岛素是人体内最主要的降血糖的激素。人在进食后将大量的糖分吸收入血液，通过血液循环运往全身各处。只有依靠胰岛素，血糖才能进入细胞，被人体利用，同时血液中的葡萄糖水平被胰岛素维持在一定的范围内。胰岛素能够起到作用，首先需要与细胞膜上的胰岛素受体结合，然后牵动细胞内一系列的信号传导物质，把"糖来了"的消息一层层地传导到细胞深处，然后由细胞深处把一种叫做"葡萄糖转运子"的物质调动到细胞膜表面，通过它把葡萄

糖搬进细胞内，用来产生能量。一时用不了的葡萄糖就被转化成糖原储存起来。遗憾的是，在肥胖者体内，上述的葡萄糖转运机制发生了很多毛病，细胞对胰岛素的作用产生了抵抗，血液中的葡萄糖就很难进入细胞内，这就是胰岛素抵抗现象。肥胖者早期的胰岛素分泌虽然还正常，但是由于胰岛素抵抗，胰岛素作用的效率就下降了，为了克服胰岛素抵抗，胰腺就会大量合成胰岛素，最终导致肥胖者血清胰岛素水平远远高于普通人，这就是所谓"高胰岛素血症"。肥胖者早期还可以通过高胰岛素血症勉强把血糖维持在正常范围，随后就可能会因过度工作导致胰腺合成胰岛素的能力渐渐衰竭，胰岛素就渐渐不够把血糖降低到正常范围，于是就出现了显性糖尿病。所以，肥胖是很容易造成糖尿病的。值得注意的是，有效的减肥可以预防糖尿病的发生，或是明显减轻糖尿病的程度。

为了预防糖尿病的发生与发展，消除肥胖是最有效的治疗和预防措施。控制饮食，增加运动，即迈开腿、管住嘴是减肥的根本。其次，可考虑减重手术。在美国，减重手术是继胆囊切除术后第二位最常见的腹部手术，每年大约有150 000例患者进行减重手术。2013年10月31日，著名的美国克利夫兰医疗中心公布了2013年世界十大医疗创新，应用减重手术治疗糖尿病位列榜首。其不仅能迅速减轻患者的体重，也能有效改善大部分患者并存的血糖代谢紊乱，从而稳定血糖，使患者远离糖尿病的困扰。

> 消除肥胖是预防糖尿病发生和发展的最有效的治疗和预防措施。控制饮食，增加运动是减肥的根本，也可考虑减重手术。

2

什么是胰岛素抵抗 ?

　　胰岛素抵抗是大家关注的热点问题之一。早在20世纪60年代人们便观察到糖耐量受损（IGT）、糖尿病、肥胖、脂代谢紊乱和高血压等常同时出现于同一个体，当时有人称其为繁荣综合征。但在相当长时间内人们并不了解该综合征的各种成分为何先后或同时出现在同一个体或同一家族，因此又称其为X综合征。直至1988年Reaven首先提出胰岛素抵抗综合征后，人们才将上述多种表现与胰岛素抵抗联系在一起，认为他们发病的共同病理基础为胰岛素抵抗。

　　胰岛素抵抗是指胰岛素不能正常发挥其功能，肝脏、骨骼肌、脂肪组织对胰岛素作用的敏感性下降，需要超常量胰岛素才能获得常量胰岛素的生理功能的一种现象。由于胰岛素在体内具有多方面的调控作用，胰岛功能受损后会引起各种疾病，如糖尿病、高血压、肥胖（向心性肥胖）、血脂紊乱、痛风、微量白蛋白尿、脑卒中、多囊卵巢综合征等，这组疾病被称为胰岛素抵抗综合征或代谢综合征。临床研究发现，约25%的正常人群存在胰岛素抵抗，75%的IGT人群存在胰岛素抵抗，而2型糖尿病患者胰岛素抵抗的发生率达到

> 胰岛素抵抗是指胰岛素不能正常发挥其功能，肝脏、骨骼肌、脂肪组织对胰岛素作用的敏感性下降，需要超常量胰岛素才能获得常量胰岛素的生理功能的一种现象。
>
> 遗传、环境因素（高糖、高脂饮食）、高龄、肥胖、缺少运动 等都可能是胰岛素抵抗的病因。

85%左右。1995年Stem提出"共同土壤"学说，认为胰岛素抵抗是滋生上述疾病的共同基础。鉴于胰岛素抵抗综合征与多种代谢相关的疾病有密切联系，故1997年Zimmeet等主张将其命名为代谢综合征（metabolic syndrome，MS）。

胰岛素抵抗的病因不十分清楚，可能与下列因素有关：遗传、环境因素（高糖、高脂饮食）、高龄、肥胖、缺少运动等。肥胖，尤其是向心性肥胖是导致胰岛素抵抗最主要的原因，肥胖主要与长期运动量不足和饮食能量摄入过多有关。2型糖尿病患者一经诊断时约80%伴有肥胖，其体内胰岛素拮抗激素增多。

胰岛素是通过胰岛素受体发挥作用的，当胰岛素受体及其结合力缺陷时，即使胰岛素的浓度升高，也仍然不能充分发挥其正常的生理功能。一旦胰岛素抵抗发生，血液中的葡萄糖就不能充分地被细胞吸收。当大多数的葡萄糖滞留血液中，血糖就会升

高，血液中过剩的葡萄糖只能经肾脏随尿液排出体外，糖尿病就是这样发生的。由于细胞内得不到充分的葡萄糖供给身体作为能量，所以糖尿病患者总是感到饥渴和疲乏。

胰岛素抵抗使机体血糖代谢不再自然循环，继而进入到恶性循环中。由于胰岛素抵抗，胰腺 β 细胞不得不分泌更多的胰岛素进行工作，出现高胰岛素血症，血液中的高胰岛素反过来进一步加重胰岛素抵抗，这样的恶性循环最终使胰腺 β 细胞衰竭，再也分泌不出更多的胰岛素来，血糖也只能居高不下了，患者不得不最终依靠注射人工胰岛素维持生命。造成胰岛素抵抗的原因既有先天遗传因素也有后天因素。高龄、缺乏运动、肥胖、遗传都是2型糖尿病的危险信号，尤其是年龄，95%的2型糖尿病发生于中老年人。

只要具备肥胖、高血压、高血糖和血脂水平异常中的任何3项或全部，即可被诊断为代谢综合征。据估计，在中国城市人口中，每8个成年人中至少就有1个人患有代谢综合征。中华医学会糖尿病分会建议适合中国人群的代谢综合征诊断标准为符合以下4个组成成分中的3个或全部者。

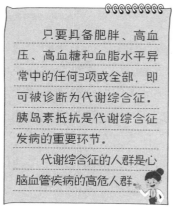

只要具备肥胖、高血压、高血糖和血脂水平异常中的任何3项或全部，即可被诊断为代谢综合征。胰岛素抵抗是代谢综合征发病的重要环节。

代谢综合征的人群是心脑血管疾病的高危人群。

（1）超重或肥胖：体重指数（BMI）≥25kg/m²。计算公式为BMI=体重（kg）/身高（m）²。

（2）高血糖：空腹血糖≥6.1mmol/L及（或）餐后血糖≥7.8mmol/L；及（或）已确诊为糖尿病并治疗者。

（3）高血压：收缩压/舒张压≥140/90 mmHg，及（或）已确诊为高血压并治疗者。

（4）血脂紊乱：空腹血清三酰甘油≥1.70 mmol/L，及（或）空腹血高密度脂蛋白胆固醇：男性<0.9 mmol/L，女性<1.0 mmol/L。

城市人群中，10个人中大约有1个人患有代谢综合征。从全国范围来说，呈现南方低北方高、城市高于农村的趋势。就性别而言，男性的患病率高于女性；就年龄而言，随着年龄增长，患病率逐渐增高。糖尿病患者中，80%~90%有胰岛素抵抗。代谢综合征的人群是心脑血管疾病的高危人群。

治疗代谢综合征的目的是预防糖尿病及心脑血管疾病，对于已有心脑血管疾病者而言，则是为了预防心脑血管事件的再发。原则上应先启动生活方式的干预，然后对各代谢异常进行治疗，此外，尚可针对代谢综合征发病的重要环节—胰岛素抵抗进行治疗。

其中生活方式的干预包括：改变饮食结构以减少热量摄入、适量运动、保持合适的体重、尽量避免吸烟、适度限制饮酒等。肥胖者应制定合理的饮食计划，同时进行长期、科学、有规律的运动，保持体重在理想的范围能够减轻胰岛素抵抗和改善代谢综合征。另外，运动本身也可增强机体，尤其是骨骼肌对胰岛素的敏感性，进而有助于多种代谢紊乱的纠正。

生活方式的干预可直接增加周围组织对糖的摄入，增加胰岛素敏感性。在进行生活方式改变的同时，如仍有血脂异常和高血压，则应积极采用药物改善血脂和降低血压。目前针对胰岛素抵抗的药物有胰岛素增敏剂TZD类药物和二甲双胍，TZD类药物主要包括罗格列酮和吡格列酮，现已在临床得到广泛应用。罗格列酮或吡格列酮是目前改善胰岛素抵抗最显著的一类药物，对胰岛β细胞具有较好的保护作用，其不仅可较好地改善糖代谢，且对许多心血管疾病的危险因素，如高血压、脂代谢紊乱、高纤维蛋白原和炎症因子等也有改善作用。

胰岛素抵抗导致高血糖，长期高血糖通过其"糖毒性"进一步加重肌肉、脂肪和肝脏组织的胰岛素抵抗状态。因此，临床工作中通过合理地降血糖治疗，使得2型糖尿病患者的高血糖获得持续良好地控制有助于减轻胰岛素抵抗。近年不少临床研究报告对一些新诊断的血糖显著升高或口服抗糖尿病药物继发失效的2型糖尿病患者，采用胰岛素强化治疗之后，短期内可使胰岛素抵抗明显改善，从而有助于其今后血糖的控制。

在糖尿病的治疗过程中，还要力求全面达标，具体目标如下：① 体重降低5%以上。② 血压<125/75 mmHg。③ 血低密度脂蛋白胆固醇（LDL-C）<2.6 mmol/L、三酯甘油（TG）<1.7 mmol/L，高密度脂蛋白胆固醇（HDL-C）男性>1.04 mmol/L、女性>1.3 mmol/L。④空腹血糖<6.1 mmol/L、餐后2小时血糖<7.8 mmol/L及糖化血红蛋白<6.5%。

3

什么是空腹血糖调节受损和糖耐量减低

糖调节受损即糖尿病前期，主要包括空腹血糖受损（impaired fasting glucose, IFG）和糖耐量减低（impaired glucose tolerance, IGT）。1999年WHO的诊断标准，根据口服葡萄糖耐量试验（oral glucose tolerance test, OGTT）对其做出诊断，具体诊断标准如下表。

1999年WHO根据口服葡萄糖耐量试验的诊断标准

糖代谢分类	静脉血浆葡萄糖（mmol/L）	
项　　目	空腹血糖 （FPG）	糖负荷后2小时血糖 （2hPPG）
空腹血糖受损（IFG）	6.1～＜7.0	＜7.8
糖耐量减低（IGT）	＜7.0	≥7.8～＜11.1

IFG和IGT属于可逆状态，是人体糖代谢紊乱的代偿阶段，要比正常人更容易发生糖尿病，同时还具有增加心血管疾病和微血管疾病的危险，此类患者应引起高度警惕。如果调控得当，就可以享受健康；反之，就有可能发展为糖尿病。约有1/3的IFG和IGT患者在几年后发展成糖尿病，有1/3 IFG和IGT的患者维持在IFG和IGT状态不变，另外1/3的IFG和IGT患者可转为糖代谢正常的状态。因此，这些人应该定期检查糖耐量的状态，并且积极地预防进展成糖尿病。

IFG和IGT患者应该如何预防糖尿病呢?首先要合理饮食。日常生活中应注意控制碳水化合物的摄入量，降低脂肪摄入，特别是动物脂肪的摄入，增加食物中维生素和纤维素的摄入，高纤维素食物能减缓碳水化合物的分解和吸收，还有利于肠胃的蠕动和血糖的控制。但一般不建议喝粥，因为粥易吸收，短时间可造成血糖过高。

另外，要适量运动，减轻体重，增强体质。IFG和IGT患者应该坚持锻炼，每周至少运动5次，每次30分钟。一般建议进行中度体力活动的运动，如快走、慢跑、打门球、太极拳、太极剑、骑自行车、登楼梯、爬山坡等，运动可以使热量消耗增加，胰岛素敏感性增加。体型过胖者应该减轻体重，尽可能地达到理想体重。

药物干预也是IFG和IGT治疗的手段之一。常用的药物有二甲双胍、α-葡萄糖苷酶抑制剂，其中二甲双胍能改善胰岛素抵抗，α-葡萄糖苷酶抑制剂能减慢双糖和淀粉类多糖转变为葡萄糖，最终降低空腹和餐后高血糖。药物治疗IFG和IGT不仅显著降低糖尿病发病率，还可明显降低糖尿病心血管疾病并发症的发生风险。此外，IFG和IGT患者在降低血糖的同时，也要严格控制血压，纠正血脂异常等。

　　IFG和IGT患者应该定期进行血糖监测，每3个月到半年要进行全面的检查，其中包括空腹和餐后血糖的测定、口服葡萄糖耐量试验、胰岛功能试验等。

4

血糖是如何调节的？

人体内血糖的调节是一个极其复杂的过程，但是我们可以用生活中买菜购物所用的天平做一简单的类比。我们都知道，称重时当天平两端的重量不一致，天平就会发生倾斜，这时候想保持平衡就需要我们调节两边的重量，比如哪边轻就加个砝码，哪边重就减点东西等。体内血糖的调节，也是依靠存在于我们体内的许多"隐形"的天平，天平的一端是各种升高血糖的因素，天平的另一端是各种降低血糖的因素，天平的两端每天都在进行较量。对于代谢状态正常的非糖尿病的人，这架天平两端势均力敌实现和平共处，即我们常说的"血糖平稳"。但是对糖尿病患者而言，这架天平两端明显失衡，导致了各种高血糖和低血糖情况的发生。当然，这只是个通俗的比喻，真正体内血糖的调节是个非常复杂的过程。

体内血糖的来源主要是我们吃进去的食物及空着肚子时体内能量物质的转化，而体内血糖的去路主要是产热、供能及维系我们生长发育、日常生活的所需。因此，我们在天平升血糖的一端主要放上的是食物摄取吸收及体内能量物质转化，降低血糖的一端放上机体新陈代谢活动、生长发育及能量储存等。人体内每天都在发生着上述的过程，对于绝大部分患者而言，调节这个过程的最重要环节，或者说维系这架天平平衡的最重要的"无形的手"就是人体内胰腺的胰岛 β 细胞分泌的胰岛素。

不同于人体内种类繁多的升高血糖的激素，如胰高血糖素、甲状腺激素、肾上腺皮质激素、生长激素等，胰岛素是迄今为止发现的体内唯一能降低血糖的激素。糖尿病患者血糖升高的根本原因就是：各种因素引起的体内胰岛素分泌相对或绝对不足，可见胰岛素在患者血糖调节过程中的关键作用。尽管血糖调节是个非常复杂的过程，但是围绕胰岛素的降糖作用，我们也可以简单地理解这一过程。

当正常人进食后，食物中的糖分开始经我们的肠道吸收入血，此时我们的血糖逐渐升高，天平开始向血糖升高的一端倾斜了，胰岛细胞开始分泌胰岛素，胰岛素这一"无形的手"开始调节，通过将吸收的糖分转化成体内其他能量物质的原料，并抑制体内其他能量物质转化成糖分，将血糖降下来，恢复血糖天平的平衡。更为重要的是，正常人体内的胰岛细胞可以根据血糖升高的幅度自行调整胰岛素分泌的量。比如你吃了一顿丰盛大餐，胰岛细胞感受到体内血糖持续升高，就会自动分泌更多的胰岛素发挥降低血糖作用；而在某些情况下吃的较少时，胰岛细胞也会自动减少胰岛素的分泌，使得人体内的血糖维持在一定的范围之内，达到一个平衡。

在空腹或饥饿状态时，血糖的天平开始向血糖降低的一端倾斜，我们的胰岛细胞自动感知血糖变化，开始减少胰岛素的分泌，并借助体内其他升高血糖的激素作用，使得我们体内的其他能量物质可以更多地转化成血糖来供给人体使用。通过这种动态的方式，胰岛素维系了我们身体内血糖的稳定。但是，对于糖尿病患者而言，进食后体内的血糖会出现升高，由于其自身胰岛细胞分泌胰岛素的功能出现异常，即不能分泌足够多的胰岛素或者分泌的胰岛素不能发挥足够的作用，使得体内唯一降低血糖的机器失效，最终导致血糖不可遏制的升高。进食越多，糖分吸收越多，血糖的天平就越向高血糖的一端发生倾斜，最终血糖水平就会出现升高。

值得注意的是，如果不加以干预，随着糖尿病的进展，这个天平倾斜的程度会越来越大，血糖的控制会越来越差，直至出现各种糖尿病临床症状及并发症。

从上述过程我们看出，糖尿病患者自身的血糖调节能力是受损的，并且随着糖尿病发展及病程延长，这个血糖调节的能力会越来越差。在没有外来降糖药物或补充胰岛素的情况下，降低血糖的方法就是减少糖分的摄入和增加糖分的消耗，因此我们对患者一直强调控制饮食及运动，控制高热量食物的摄入，特别是含糖较高的食物，并且在餐后多运动，促进血糖的代谢等均是有效的降低血糖的方法。适当多饮水也可以帮助血糖从尿液中排出。

此外，肥胖也是目前导致2型糖尿病发生的重要原因之一，肥胖可以导致胰岛素不能发挥应有的作用，因此控制体重、适当减肥也是非常有效的糖尿病非药物疗法。

在饮食、运动、控制体重等方式干预后，如果血糖的天平仍不能维持平衡，就要咨询内分泌科医生，借助降糖药物或胰岛素等外来的力量来调节这架天平的平衡，实现血糖的平稳。

综上，我们把血糖的调节比作天平并对其具体的过程进行了阐述，但事实上除了饮食、运动和减肥，个人特定的遗传背景、家庭情况、身体条件、生活状态甚至心理状态、情绪等都对血糖有影响。作为患者，我们需要知道医生反复强调的饮食控制、运动减肥、吃药、注射胰岛素等对于血糖调节及糖尿病治疗的意义。只有了解了血糖调节的来龙去脉，我们才能信服这些切实可行并行之有效的建议，并能长期地坚持下去。

Q u e s t i o n

5

如何解读糖化血红蛋白、 糖化血清蛋白检测结果

目前国内应用于临床的血糖监测方法包括：静脉血糖、指尖快速血糖、糖化血红蛋白（HbA1c）、糖化血清蛋白（GSP，又称果糖胺）等。即刻血糖（包括静脉血糖和指尖快速血糖）只是检测静态的某一瞬时血糖值，易受饮食、药物、情绪等因素的影响，故无法体现一段时间内血糖控制的程度。

GSP的测定可以反映过去2~3周的血糖控制水平，是患者近期血糖控制情况的一个灵敏指标，可以通过它来了解患者短期内的治疗效果。HbA1c的测定可以反映过去2~3个月内整体的血糖控制情况，是糖尿病诊断和治疗监测的"金标

准"，且受抽血时间、是否空腹、是否使用胰岛素等因素干扰不大。

GSP和HbA1c均能体现近期的血糖变化水平，其中GSP浓度的变化早于HbA1c的改变，GSP所反应的血糖变化时间更近，它能在血糖变化最显著时更确切和及时地反映血糖水平，尤其适用于血糖波动较大的新诊断为糖尿病的患者在接受降糖治疗时的疗效观察。对于患者治疗方案调整后疗效的评价，GSP可能比HbA1c更具有临床参考价值。

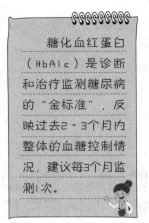

糖化血红蛋白（HbA1c）是诊断和治疗监测糖尿病的"金标准"，反映过去2 - 3个月内整体的血糖控制情况，建议每3个月监测1次。

HbA1c是血中葡萄糖和红细胞中的血红蛋白相结合的产物，因此除了血糖外，红细胞质和量的变化也可以直接影响HbA1c的测定结果。HbA1c测定的是血液中红细胞内和葡萄糖分子结合的血红蛋白总数的百分比。HbA1c越高，就表示和葡萄糖结合的血红蛋白数量越多。在血液中葡萄糖的数量相等的情况下，HbA1c的值取决于与葡萄糖结合的血红蛋白的质和量。也就是说，如果患者存在影响红细胞质和量的疾病（如肾脏疾病、镰状细胞贫血、溶血性贫血等），那么，所测出HbA1c的结果并不能反映真实的血糖水平。

HbA1c水平的降低可以相应地减少患者的周围神经病变及微血管并发症。HbA1c可以反映空腹及餐后血糖的水平，是血糖控制的主要指标之一，在不发生低血糖的情况下，应使HbA1c水平尽可能接近正常水平。血糖控制应根据自我血糖监测的结果及HbA1c水平综合判断，HbA1c水平不仅可评估2～3个月内患者的血糖控制水平，而且还可用于判断血糖检测或患者自我报告血糖检测结果的准确性及自我血糖监测次数是否足够。所以，我们建议每3个月监测1次HbA1c。中国2型糖尿病HbA1c控制目标如下表。

中国2型糖尿病HbA1c控制目标

HbA1c水平	适应人群
<6.0%	新诊断、年轻、无并发症及伴发疾病，降糖治疗无低血糖及体重增加等不良反应；勿须降糖药物干预者；糖尿病合并妊娠；妊娠期发现的糖尿病
<6.5%	<65岁无糖尿病并发症及严重伴发疾病；糖尿病计划妊娠
<7.0%	<65岁口服降糖药物不能达标合用或改用胰岛素治疗；≥65岁，无低血糖风险，脏器功能良好，预期生存期>15年；胰岛素治疗的糖尿病计划妊娠
≤7.5%	已有心血管疾病或CVD极高危
<8.0%	≥65岁，预期生存期5～15年
<9.0%	≥65岁或恶性肿瘤预期生存期<5年；低血糖高危人群；执行治疗方案困难者如精神或智力或视力障碍；医疗等条件太差

第三部分
糖尿病
的诊断
与治疗

如何确诊糖尿病？

糖尿病自古就有，中医称之为"消渴症"。我国最早的医书《黄帝内经》中就有记载：糖尿病患者血糖偏高，典型症状表现为"三多一少"——多尿、多饮、多食、体重减少。糖尿病是最容易被忽视和耽误的疾病。据资料记载，美国约有1/3的患者不知道自己患病，在被诊断为糖尿病之前，通常已有7～10年的时间出现血糖升高或偏高；许多患者是出现了并发症后，才知道自己数年前就得了糖尿病。糖尿病如果早诊断早治疗则早受益，晚诊断晚治疗则危害大，因此，糖尿病既不能误诊，又不能漏诊。我们必须了解糖尿病的正确诊断方法，这样可大大减少糖尿病并发症的危害。

（1）糖尿病症状（典型症状包括多饮、多尿和不明原因的体重下降）加上以下任意一项：任意时间血浆葡萄糖水平≥11.1mmol/L（200mg/dL）或空腹血浆葡萄糖（FPG）水平≥7.0mmol/L（126mg/dL）；或口服葡萄糖耐量试验（OGTT）中，2小时血糖（2hPG）水平≥11.1mmol/L（200mg/dL）。无糖尿病症状，则需另日重复检查上述血糖。儿童的糖尿病诊断标准与成人一致。

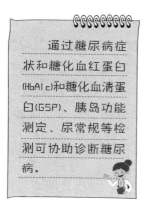

通过糖尿病症状和糖化血红蛋白（HbA1c）和糖化血清蛋白（GSP）、胰岛功能测定、尿常规等检测可协助诊断糖尿病。

（2）糖化血红蛋白（HbA1c）和糖化血清蛋白（GSP）：无论空腹还是餐后血糖，反映的均是某一时刻的血糖值，其结果会受到很多偶然因素的影响，血糖波动大的患者尤其如此。要准确地了解某一段时期内血糖的总体水平，就要查HbA1c和GSP。HbA1c是红细胞中的血红蛋白与血中的葡萄糖结合所形成的，正常值为4%~6%，它可以客观准确地反映近2~3个月内的总体血糖水平，受偶然因素的影响较小；GSP是血浆中的白蛋白与葡萄糖结合而成，正常值为1.5~2.4mmol/L，可以反映近2~3周内总的血糖水平。

（3）胰岛功能测定：本试验包括胰岛素释放试验和C肽释放试验。本试验通过测定患者空腹及餐后各个时点胰岛素及C肽的分泌水平及曲线特点，了解患者胰岛功能的衰竭程度，协助判断糖尿病的临床分型。

（4）尿常规：包括尿糖、尿酮体、尿蛋白、尿白细胞等多项指标，这些指标可以间接反映患者的血糖水平，明确是否存在酮症酸中毒，有无泌尿系统感染等情况。另外，尿微量白蛋白定量测定还是早期发现糖尿病肾病的重要指标。但需注意，尿糖阳性是诊断糖尿病的重要线索，而血糖升高是诊断糖尿病的主要依据。尿糖阳性的原因很多，大致可分为：①血糖增高性糖尿。②血糖正常性糖尿。③暂时性糖尿。④假性糖尿。⑤其他糖尿（定性法测定尿糖阳性时称为糖尿）。

（5）血脂：糖尿病患者往往同时合并脂代谢紊乱。对于胆固醇、三酰甘油和低密度脂蛋白升高，而高密度脂蛋白降低的患者应适当选用调脂药物，纠正脂代谢异常。

（6）肝、肾功能：一方面可以了解有无肝功能异常及糖尿病肾病，另一方面还可以指导临床用药。因为在肝、肾功能不全时，有些口服降糖药禁忌使用。

（7）血压、血液黏度：高血压、高血脂、高血黏症、高血糖号称是糖尿病患者的四大隐形"杀手"，患者初诊时就必须注意了解血压和血液流变学状况，并酌情给予处理。

（8）眼科检查：了解有无糖尿病视网膜病变及白内障、青光眼。糖尿病视网膜病变在早期往往没有症状，晚期则没有良好的控制方法。所以，患者初诊时就应做眼科检查，绝不能等到眼睛看不清楚了才去检查眼底。

（9）心电图、心脏彩超：了解有无冠心病（冠心病，全称为冠状动脉粥样硬化性心脏病）及心功能不全。

（10）胸片：明确是否同时合并肺结核或肺部感染。

备注

①糖尿病诊断是依据空腹、任意时间或OGTT中2小时血糖值诊断。

②空腹指至少8小时内无任何热量摄入。

③任意时间指一天内任何时间，无论上次进餐时间及食物摄入量。

④OGTT是指以75g无水葡萄糖为负荷量，溶于水内口服。

⑤建议只要是空腹或随机血糖为正常值上限的人群，均应行OGTT检查。

⑥糖化血红蛋白（HbA1c）不能用来诊断糖尿病，OGTT检查也不能用来监测血糖控制的好坏。

2

糖尿病分几型

我国目前采用WHO（1999年）的糖尿病病因学分型体系。糖尿病共分4大类，即1型糖尿病、2型糖尿病、妊娠糖尿病和特殊类型的糖尿病。

1 1型糖尿病及其特点

1型糖尿病病因和发病机制尚不清楚，它是一种自身免疫疾病。患者的免疫系统对自身分泌胰岛素的胰岛 β 细胞做出攻击并杀死他们，其显著病理生理学和病理学特征是胰岛 β 细胞数量显著减少和消失所导致的胰岛素分泌显著下降或缺失。

1型糖尿病的临床特点：①占糖尿病总数的5%~10%，好发于儿童及青少年，发病年龄通常<30岁。需要注意，尽管此类糖尿病常见于儿童和青少年，但是它可以出现在任何年龄段的人群。②起病通常较急，多饮、多食、多尿、体重下降等症状比较明显。③胰岛β细胞功能差，血浆C肽水平低甚至无法测出，需终身注射胰岛素治疗以维持生存。④病情起伏波动大，血糖不易控制，容易发生酮症酸中毒。⑤相关糖尿病抗体，如血谷氨酸脱羧酶抗体（GAD）、胰岛素细胞抗体（ICA）及胰岛素自身抗体（IAA）阳性率高，其中，GAD阳性率最高。⑥易伴发其他的自身免疫性疾病，如桥本氏甲状腺炎、阿迪森病、白癜风、自身免疫性肝炎、恶性贫血等。

2 2型糖尿病及其特点

2型糖尿病多在35~40岁之后发病，占糖尿病患者90%以上。2型糖尿病的病因和发病机制目前亦不明确，其显著的病理生理学特征为胰岛β细胞功能缺陷所导致的胰岛素分泌减少（或相对减少）或胰岛素抵抗所导致的胰岛素在机体内调控葡萄糖代谢能力的下降，或者两者共同存在。

2型糖尿病的临床特点：①占糖尿病总数的90%~95%，多见于成年人，40岁以上发病率高。②有明显的遗传倾向，多有糖尿病家族史。③初期多为超重或者肥胖体型，病情较缓和，多无明显临床症状，极少数为急性起病，表现为多饮、多尿、酮尿症而需要暂时性胰岛素治疗。一般不发生酮症酸中毒，除非有感染等应激反应。④GAD、ICA及IAA等抗体多阴性。⑤初期以运动和饮食控制为主或加口服降糖药，多不需要注射胰岛素来维持生命。约1/3的2型糖尿病患者最终需要胰岛素来维持正常血糖水平。

3 妊娠糖尿病

妊娠糖尿病是指妇女在怀孕期间患上的糖尿病。临床数据显示有2%~3%的女性在怀孕期间会发生糖尿病，在妊娠之后糖尿病会自动消失。妊娠糖尿病更容易发生在肥胖和高龄产妇。有将近30%的妊娠糖尿病妇女以后可能发展为2型糖尿病。

4 特殊类型糖尿病

特殊类型糖尿病是在不同水平上（从环境因素到遗传因素或两者间的相互作用）病因学相对明确的一些高血糖状态。包括胰岛β细胞功能遗传性缺陷、胰岛素作用遗传性缺陷、胰腺外分泌疾病如胰腺炎、胰腺内分泌疾病如库欣综合征、药物或化学品所致的糖尿病等。随着对糖尿病发病机制研究的深入，特殊类型糖尿病的种类会逐渐增加。

5 糖尿病分型依据

糖尿病常用的分型依据有以下3个：①胰岛素抗体系列。对整个糖尿病群体来说，胰岛素抗体阳性对诊断1型糖尿病有明显的意义。可是，由于检验设备的差别，还有患者抗体滴度的不同窗口期，部分1型糖尿病抗体可以是阴性，部分2型糖尿病抗体也可以是阳性。对具体的某个糖尿病患者，胰岛素抗体阴性不能除外1型糖尿病，抗体阳性不能肯定是1型糖尿病，因此，胰岛素抗体并不能作为判断的绝对标准。②胰岛素C肽功能试验。以前将此作为分型依据，胰岛素C肽功能低下的患者定为1型糖尿病。现在随着该实验的广泛应用，我们发现了很多空腹血糖很高的2型糖尿病患者，胰岛素C肽功能明显低下，此时甚至有酮体。可是经过一段胰岛素强化治疗以后，胰岛素C肽功能恢复，有一些还可以停用所有药。开始时定为1型糖尿病，最后改为2型糖尿病，所以，该方法也不是"金标准"。③其他就是临床指标，如年龄、体重、症状、酮体、家族史等。首先我们可以轻松地将那些典型病例定型，然后再应用临床和检查的结果综合分析。

现在糖尿病圈内有个流行的观念：重治疗，轻分型。因为分型困难的病例主要是胰岛素C肽功能低下，血糖较高的那部分人。其治疗原则上就要胰岛素强化治疗。随着血糖的控制，胰岛功能恢复，改用口服药可以控制良好的是2型糖尿病，无法停用胰岛素的是1型糖尿病，或为胰岛素C肽功能持续性损害。其实分型的目的是预测和指导治疗，通俗地说就是用不用胰岛素，短用还是常用。你停不下来胰岛素，就应该用下去。

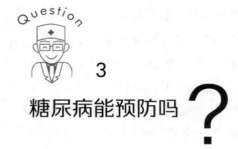

Question

3

糖尿病能预防吗？

糖尿病是常见病、多发病，其患病率随人们生活水平的提高、人口老龄化、生活方式的改变迅速增加，目前已成为世界第三大非传染性疾病。其并发症涉及多系统、多器官，严重危害身体健康，降低生活质量，因此，糖尿病的防治工作显得尤为重要。1992年在日内瓦召开的世界糖尿病预防研究大会上，提出了积极开展糖尿病三级预防的问题，并对此达成了统一认识。

1 糖尿病的一级预防

糖尿病的一级预防是避免糖尿病发病。一级预防的主要工作包括三个方面：一是宣传糖尿病知识；二是提倡健康的行为，如合理饮食、适量运动、避免肥胖、戒烟限酒、心理平衡等；三是定期检查，一旦发现有糖耐量受损（IGT）或空腹血糖受损（IFG），应及早地实行干预。

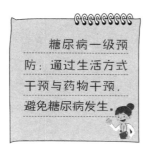

糖尿病一级预防：通过生活方式干预与药物干预，避免糖尿病发生。

糖尿病的一级预防的干预措施包括生活方式干预与药物干预。临床试验证明，通过减轻体重、增加体力活动、调整饮食等一系列生活方式干预措施，可以降低糖尿病的发生风险。另外，应用二甲双胍和阿卡波糖等药物干预也可以起到减少糖尿病发生的作用。糖尿病的一级预防是指最大限度地减少糖尿病的发生率。

大家知道糖尿病是一种非传染性疾病，虽有一定的遗传因素在起作用，但起关键作用的是后天的生活和环境因素。90%以上的 2 型糖尿病患者同时伴有肥胖。曾经被定义为中老年疾病的 2 型糖尿病，在普通年轻人中已经成了常见病，在儿童及青少年中也不断增加。超重和肥胖（尤其是腹部肥胖）是 2 型糖尿病的主要危险因素之一，而且该因素是一个可控制和可纠正因素，可以通过健康饮食和适当运动等改善。糖尿病发病危险可随着体重的增长而增加，同样，控制体重可以预防糖尿病。

世界糖尿病联盟（IDF）主席Silink说："只要减轻一小部分体重，就可以显著降低糖尿病及其并发症的发病危险。据估计，如果人群体重的增长情况可以得到有效控制，那么至少可以减少一半糖尿病病例的发生。" 现已知道热量过度摄入、营养过剩、缺少运动是引起肥胖的重要原因。而这些原因是与人们的进食观、生活方式息息相关的，一旦养成习惯，自然就增加了纠正的难度。热量摄入适当、低糖、低盐、低脂、高纤维，维生素充足是最佳的饮食配伍；对体重进行定期监测，将体重长期维持在正常水平也是至关重要的。体重增加时，应及时采取限制饮食和增加运动量的方法使其尽早回落至正常。运动要成为生命的一个有机成分，运动不但可消耗多余的热能、维持肌肉量，而且能提高充实感。当然运动要讲究科学和艺术，循序渐进、量力而行、照顾兴趣、结伴进行易于获得效果和便于坚持。

要杜绝一切不良习惯，戒烟和少饮酒。对高危人群，如双亲中有患糖尿病者、肥胖多食、血糖偏高、中老年人、缺乏运动者，尤其要加强预防和监测。

2 糖尿病的二级预防

糖尿病的二级预防是及早检出并有效治疗糖尿病。应该将血糖测定列入常规的体检项目，即使正常者仍要定期测定。如有多饮、多食、多尿、体重减轻、皮肤瘙痒等异常症状，一定要仔细检查，及早诊断。在治疗方面，应当贯彻早期治疗、长期治疗、综合治疗及治疗措施个体化四项原则。

> 糖尿病的二级预防：及早诊断并有效治疗糖尿病，贯彻早期治疗、长期治疗、综合治疗及治疗措施个体化原则。

国际糖尿病联盟（IDF）提出了糖尿病血糖控制现代治疗5要点：①饮食治疗。控制每天摄入食物的总热量，日常饮食宜低脂肪、适量蛋白质、高碳水化合物。提倡高纤维饮食、清淡饮食，坚持少量多餐，定时定量定餐。②适当运动。体育锻炼宜饭后进行，时间不宜长，强度不宜大。③药物治疗，包括口服药物与胰岛素。④血糖监测。患者需掌握自我血糖监测技术，学会如何监测血糖及监测的频度。⑤糖尿病教育。

此外，糖尿病治疗要全面达标，除血糖控制满意外，还要求血脂、血压正常或接近正常，体重保持在正常范围，并有良好的精神状态。

3 糖尿病的三级预防

糖尿病的三级预防是延缓和（或）防治糖尿病并发症。糖尿病患者需要加强糖尿病并发症教育，如并发症的种类、危害性、严重性及其危险因素等和预防措施等。应尽可能早地进行并发症筛查，以尽早发现和处理。通过有效的治疗，慢性并发症的发展在早期可能终止或逆转。糖尿病控制和并发症试验

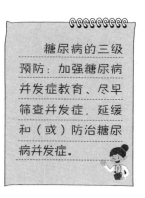

糖尿病的三级预防：加强糖尿病并发症教育、尽早筛查并发症，延缓和（或）防治糖尿病并发症。

（DCCT）和英国前瞻性糖尿病研究（UKPDS）试验均已证实，严格地控制好血糖和血压可以降低患者的死亡率和残疾率。因此需早期积极控制血糖至基本正常，并要认真控制肥胖、高血压、脂代谢紊乱、吸烟、大量饮酒等不利因素，注意劳逸结合、饮食合理、适当体力活动及正确的药物治疗。

目前，糖尿病还是一种终生性疾病，尚无根治性办法，但这并不是意味着可持无所作为、听之任之的观念，相反更应积极行动起来。目前，有三道防线可构筑和坚守：第一道防线，如果你还不是个糖尿病患者，更要规范你的生活，使你的生活方式科学，这是最重要、也是最牢固的一条防线，若不注意，你很可能成为一名未来的糖尿病患者；第二道防线，如果你已经是个糖尿病患者，也不必悲观，只要长期控制良好，是可以防止和有效延缓糖尿病慢性并发症发生和发展的；第三道防线，当然进入了慢

性并发症期，那就需要百倍警惕，延缓慢性并发症的恶化。

　　"多学点儿，少吃点儿，勤动点儿，放松点儿"，将为你带来一生的健康。

Question

4

糖尿病的可怕之处 **?**

　　对于大部分患者而言，糖尿病最直观的印象
就是高血糖，但是高血糖有短期和长期的区别，
短期的高血糖对人体并没有严重的损害，且很快
就可以恢复到正常水平。而长期高血糖如果没有
得到有效控制，对人体的影响就是多方面的。首
先，高血糖可使大量葡萄糖从尿中排泄出去，这
个过程可通过渗透性利尿作用进而导致人体内脱
水及电解质紊乱，严重情况下患者的脑细胞发生
过度失水，可引起脑功能紊乱甚至昏迷。同时，
由于患者体内的胰岛素不足，可导致蛋白质、脂
肪的代谢出现紊乱，严重情况下可引起糖尿病酮
症酸中毒、高渗昏迷，这是两种可以直接危及生

命的糖尿病急症。由于胰岛素缺乏时，血液中的葡萄糖不能正常地进入细胞中燃烧产生能量，人体不能获得足够的能量，而且细胞又不能很好地将葡萄糖转化为其他物质储存起来，当血糖高到一定程度时，糖由尿液中排出，机体通过分解脂肪、蛋白质来提供能量，造成体内能源物质的浪费，结果可以导致全身疲乏无力及机体免疫力下降，甚至影响

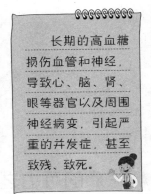

长期的高血糖损伤血管和神经，导致心、脑、肾、眼等器官以及周围神经病变，引起严重的并发症，甚至致残、致死。

生长发育。患者长期慢性的高血糖会伤害血管及神经，导致心脑血管疾病、糖尿病肾病、视网膜病变、周围神经病变和糖尿病足等慢性伴随症状的发生与发展，最终导致心肌梗死、肾衰竭、失明和截肢等严重情况的出现。

糖尿病等非传染性疾病是中国人首要的健康威胁，糖尿病及其并发症每年导致100万中国人死亡，占死亡总数的80%，占中国总疾病负担的70%，且死亡年龄逐渐年轻化，近40%的死亡为过早死亡（70岁以下死亡人口）。

2型糖尿病是我国医疗支出中涨幅最快的慢性病之一，每年以19.9%的速度增长甚至超越同期GDP年增长率。中国每年投入近1 734亿人民币（250亿美元）用于糖尿病管理，用于糖尿病的直接医疗支出占中国医疗支出的13%，这些数据还未包括糖尿病相关疾病给患者家庭和社会带来的经济损失。2型糖尿病不仅给患者自己及社会带来巨大的经济负担，对社会就业、医疗资源分配等也形成巨大压力，多种慢性并发症的负担更严重影响着患者的生活质量，造成患者及其亲属身心的伤害及痛苦。

我们说糖尿病本身并不那么可怕，最可怕的是它的并发症。

过去30年在医疗卫生事业方面的进步，使得中国人群中多数疾病的按标准人口年龄构成计算的死亡率均呈明显下降，但糖尿病的按标准人口年龄构成计算的死亡率却呈上升趋势，冠心病的按标准人口年龄构成计算的死亡率甚至上升了31.6%。因糖尿病和冠心病导致中国人群糖尿病过早死亡在25种主要过早死亡原因中的排名不断提高。

世界银行2011年专项报告预测中国主要非传染性慢性疾病人数在未来20年将大幅度增加，包括冠心病和糖尿病。事实上，根据已发表的流行病学数据，中国糖尿病的患病率和患病人数已经大大超过了预测的数量。目前心血管疾病是糖尿病患者死亡的主要原因，且大约50%的死亡是由脑卒中所致；糖尿病相关的脑血管疾病是中国成人第一死亡原因，且脑卒中死亡率仍在逐步升高。此外，糖尿病人群的任何死亡比非糖尿病者提前10年。糖尿病及其相关的心脑血管疾病，给全球各国家都带来了巨大的经济损失和社会负担。

糖尿病足是患者最严重且痛苦的慢性并发症之一，由于神经病变使下肢保护功能减退，大血管和微血管病变使足部血管的供血不足而发生缺血、坏死。随着糖尿病发病率逐年上升，糖尿病足病变也日益增多。

在我国，糖尿病患者的糖尿病足溃疡年发病率为8.1%，年复发病率为31.6%，年死亡率为14.4%，10年以上患糖尿病的患者发生足部溃疡或坏疽可达66%。大量的糖尿病足坏疽患者因截肢致残，对整个社会和患者家庭都造成了巨大的负担。尽管目前糖尿病的治疗现状较前有所改善，但是我国将近1亿的患者中仍有约15%会发生糖尿病足的并发症，他们下肢截肢的危险是正常人的40倍。

糖尿病肾病是糖尿病引起的严重性和危害性均很大的另一种慢性并发症。最让患者受伤的是，糖尿病合并慢性肾病不仅会产生较高的疾病负担，而且会带来用药管理的挑战。糖尿病肾病患者平均每次住院费用超过1万，并且平均每次入院的用药个数为15个以上。患者的肾功能是逐年递减的，而且随着病程的延长，肾功能减退人群的比例逐渐升高。另外，糖尿病肾损伤常常在无声无息中进展，早期损害出现若不加以控制，会出现持续性蛋白尿，肾功能不可逆地减退，直至终末期肾功能衰竭，届时，患者只能依靠透析或进行肾移植治疗。

当糖尿病累及眼底微血管引起视网膜缺血时，产生的微血管瘤、水肿、出血、渗出、新生血管及牵拉性视网膜脱离等一系列病理变化称为糖尿病视网膜病变，简称"糖网"。它随着糖尿病发展而出现，是成人患者中主要的致盲眼病之一，晚期一旦失明，就很难复明。失明带来的不便可想而知，但令人吃惊的是，患糖尿病10年以上的患者中有60%以上已经有视网膜病变，而病程15年以上的患者接近100%，患病人数之多令人震惊。

糖尿病患者是骨质疏松的高发人群，目前我国患糖尿病人数已超过1亿，约1/2患者伴有骨密度减低，其中近1/3确诊为骨质疏松症。骨质疏松症的最大危害就是容易发生骨折。患者由于存在视力下降、低血糖风险、肌力及机体平衡能力减弱等因素，使其发生骨折的风险比同龄非糖尿病人数高2~6倍。糖尿病患者骨折后需要卧床，因而容易出现血栓、感染及心脑血管疾病等并发症，导致再次骨折的风险大大增加。如果患者发生骨折接受手术治疗后伤口不愈，则会增加感染的风险。据统计，患有糖尿病发生髋部骨折的老年人约有20%在1年内死于各种并发症，存活者中仍有50%以上留有残疾，生活不能自理。骨折可导致患者残疾，生活质量恶化，医疗费用及死亡率增加。所以，糖尿病患者患骨质疏松性症发生骨折后的危害性比非糖尿病的人更严重，糖尿病合并骨质疏松症已成为不容忽视的健康问题。

关于糖尿病及其并发症的花费及致死、致残事件仍有许多，一连串触目惊心的数据无一不在向我们展示糖尿病的可怕之处，时刻提醒广大患者要积极关注血糖并治疗糖尿病。现在有些患者没有意识到问题的严重性，觉得饮食运动控制、扎手指监测血糖、定期看内分泌科医生非常麻烦，配合的程度欠佳。但我们现在可以明确告诉这类患者的就是，如果你们还不尽早接受、重视并治疗糖尿病，糖尿病就会主动来找你们麻烦，而且越往后拖就越可能不是花钱能解决的问题了，那将是一场烦琐、费钱费力、令人身心俱疲、旷日持久的战争，甚至到头来人财两空！

糖尿病的自然病史告诉我们，这是一个残酷的疾病，是沉默的杀手。糖尿病不是单纯的高血糖，糖尿病的死亡率高、死亡时间更早，还可全盘改变性别及年龄对死亡的影响，但高血糖确实是该人群死亡的罪魁祸首。

战胜糖尿病的出路重在预防！

Question

5

糖尿病能够治愈吗？

　　很多患者在医院就诊时，最常问的一句话就是"医生，这个病能治好吗？"疾病的种类有千千万万种，根据病程的长短可以分为急性、亚急性、慢性（终身性），也可以是慢性病程急性发作或加重。比如，感冒、急性胃肠炎、普通肺炎等是急性病，病程通常在2周之内，通过正确的诊治可以治愈，但容易反复发病；亚急性是指病程在1~3个月内的疾病，比如亚急性心内膜炎，亚急性甲状腺炎等，这类疾病种类比较少，也是可以治愈的，有一定的复发倾向；慢性（终身性）是指病程在3个月以上的疾病，通常只能控制，不能达到完全治愈，并且会有反复发作或急性加重的可能，比如常见的乙肝、高血压、冠心病、慢性阻塞性肺病等，而我们的2型糖尿病，同样也属于慢性病。它不仅病程长，而且起病非常隐匿，它什么时候来到了我们身上都无从追究，也就是说，并不能找到一个明确的发病时间，可能是在发现血糖升高的一个月前，也可能是半年前，甚至已经几年了，我们都不知道。甚至在能达到糖尿病的诊断之前，就已经潜伏了很长一段时间的糖耐量异常阶段（介于糖尿病和正常人的血糖之间），如果不经过全面的、完整的、多次的糖耐量检查根本无法定论。所以，当你询问医生，你的糖尿病到底得了多长时间，谁也不知道。

接下来朋友们最常问的问题就是："慢性病或终身病那就是绝症了，没得治了？"这是一种自暴自弃的想法。或者，有不少患者血糖控制不好时，医生提醒他需要调整剂量或方案的时候，他甚至反问："糖尿病血糖肯定高啦，要不然怎么叫糖尿病呢？"这是大错特错的想法！首先，绝症是指当前医学还无法治好、有生命危险的疾病，比如癌症、艾滋病等。糖尿病只是一种类似绝症、不能治疗痊愈，但一般情况却不威胁人类生命的疾病。它虽然不能根治，但现有的方法可以将血糖控制好，可以通过综合治疗，达到血糖、血压、血脂等的良好控制，减少或延缓急慢性并发症的发生发展，预后相对较好的一种疾病。

另外，还有相当一部分人认为，吃了一段时间药，或是住院调理至血糖理想出院了就不管了，药也不吃，过了很长一段时间并发症出来了又再次来住院，这是非常可惜的。

举例

孙先生，43岁。2010年初诊糖尿病经住院治疗，出院后未再来复诊。再次来诊，已经有明显的麻木、蛋白尿和视物模糊的表现，检查亦提示有周围神经病变、肾病和视网膜病变，糖化血红蛋白高达19.2%。

梁女士，61岁。2015年在内分泌科住院，出院后自行停药。此次再来，已经有明显的周围神经病变、视网膜病变和糖尿病肾病了，这样的结果非常让人扼腕叹息。

由此看来，糖尿病是慢性病、终身病，并不能达到治愈状态。但是，近年来，患者们是否有听到一些关于"糖尿病可以治愈"的说法呢？有以下3种可能：

（1）胰腺或胰岛细胞移植。这种技术已经研究很多年了，目前国内做的不多，有部分患者在手术之后，能在一段时间内达到临床缓解（不用降糖药的情况下可以保持血糖基本在正常范围），但尚没有终身缓解的病例报道，而且在移植后还要长期服用抗排斥药物，有可能带来其他的问题。

（2）减重手术。这是近几年来发展较快的糖尿病领域的一个新方法。做这项手术需要有严格的适应证，并不是每个2型糖尿病的患者都能做，手术后的效果也是各不相同。因为我们中国人糖尿病患者合并重度肥胖的并不是很多，因此适合做手术的患者比较有限。由于手术主要通过改变胃肠道结构从而限制患者进食、吸收减少达到减重的目的，进而达到血糖控制的目的。另外临床缓解的时间也各不相同，而且手术带来的并发症对生活质量也会有一定的影响，因此选择这种方法要非常的慎重。

（3）强化治疗。初诊的患者经过一段时间的胰岛素强化降糖治疗后，胰岛功能可以有一定程度的恢复，部分患者可以达到一段时间的临床缓解，临床缓解的时间长短也是因人而异，有达到几年临床缓解的病例。

不论是通过何种方式的临床缓解，也依然需要配合良好的生活方式干预及定期的血糖情况的评估，并不是真正意义上的"治愈"。

　　因此，以现有的医学技术和手段，糖尿病尚没有达到能完全治愈的阶段。当然，药物学家、医学专家和科学家仍会不断的努力、探索，以寻求可能让糖尿病得到更好治疗的手段。

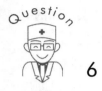

6

糖尿病的治疗药物都有哪些

糖尿病是慢性病，它的治疗是终身的，且是综合的，药物只是常说的"五驾马车"中的一部分。糖尿病是一种可治疗、可控制的疾病。医学发展到现阶段，科学家、药物学家和医学专家等一直在为糖尿病患者寻求更好的治疗方法，越来越多的药物可用于糖尿病的治疗。

而1型糖尿病和2型糖尿病因为在发病机制有所不同，病理生理基础也不一样，因此用药选择方面也有很大的区别。1型糖尿病只能使用胰岛素，或是在使用胰岛素的前提下必要时联用一些合适的口服药物。2型糖尿病之所以不需要以胰岛素为基础的治疗，就是因为胰岛素的缺乏是部分的，不是完全的，更大的程度是胰岛素抵抗，即有一定数量甚至是高水平的胰岛素，但它却不能很好地发挥作用，也就是它的作用能力下降了，需要更高水平的胰岛素来发挥降糖作用，通俗来讲就是"通货膨胀""钱贬值了"。

因此，口服降糖药物针对胰岛素缺乏和胰岛素抵抗，主要分为促进胰岛素分泌（存在一定的胰岛细胞功能）和改善胰岛素抵抗（2型糖尿病患者的胰岛素抵抗是持续存在的）的药物，通过促进自身胰岛素的分泌、减轻胰岛素抵抗来降低血糖。其中，促进胰岛素分泌的药物有磺脲类、格列奈类，可增加体内胰岛素水平；促进胰岛素作用（减轻胰岛素抵抗或增加胰岛素敏感性）的药物有双胍类、噻唑烷二酮，可抑制肝脏葡萄糖的输出，促进肌肉、脂肪等外周组织利用葡萄糖；减慢葡萄糖在肠道内吸收速度的药物有α-糖苷酶抑制剂，可减少食物在肠道转化成的葡萄糖被吸收入血。大部分的患者需要同时使用两种甚至三种不同作用机制的降糖药物来达到血糖的良好控制。

下面，我们来看看，目前常用于临床的降糖药物都有哪些，它们有些什么样的特点？

1 双胍类

首先，大家最熟悉的降糖药物莫过于双胍类了，包括苯乙双胍和二甲双胍。大家通常提到的双胍基本都是二甲双胍。苯乙双胍因为容易导致乳酸酸中毒（一种严重的并发症，有可能危及生命），在国外已经被禁用了。但在我国仍可能有少部分偏远地区在使用。二甲双胍则是目前世界上包括我们中国应用最广泛的降糖药物，从开发、上市到现在，它已经走过了接近60年的历程。我们的患者当中起码有一半是在用或曾经用过二甲双胍。

🩺 二甲双胍的作用机制

　　二甲双胍是怎样发挥它的降糖作用呢？我们知道，2型糖尿病的发生与胰岛素的缺乏和抵抗是密切相关的，甚至在被诊断为糖尿病之前的很长一段时间里，胰岛素抵抗就已经悄悄地存在了，并且将陪伴终身。二甲双胍既能抑制肝脏葡萄糖的输出，又能协助外周组织（包括肌肉和脂肪）利用葡萄糖，促进血液中葡萄糖被身体组织利用，从而降低血糖浓度。因此，不论在国外还是国内的糖尿病治疗指南，只要患者能耐受而且没有禁忌证，二甲双胍都是被建议首选的药物，甚至

> 　　二甲双胍一般的使用量是0.5g，每天2~3次，最佳的剂量是每天4片（每片0.5g），早晚各2片。建议餐后服用、从小量开始（每天1次，每次0.5g；或每天2次，每次0.25g起），逐渐加量，或用肠溶片、缓释片可以减少或减轻胃肠道反应。
>
> 　　肾小球滤过率下降到45ml/min以下或血肌酐水平男性＞132.6umol/L或女性＞123.9umol/L时禁用二甲双胍。

可能是伴随整个糖尿病病程不可替代的药物。再加上它非常便宜，深受医生和患者们的喜爱，是物美价廉的好药物！

🩺 不良反应及用法

　　然而，人无完人，物无完物，二甲双胍虽然如此之好，却也不是十全十美。初次使用二甲双胍的患者，有10%~20%会有一过性的胃肠道反应，表现为食欲减退、甚至没有食欲，食而无味，看见食物都想吐，甚至出现恶心，大便稀烂、稀水样便的症

状，还有头晕、乏力等。但经过一到两周的时间会逐渐耐受、不适症状消失。医生一般会建议在餐后服用，从小量开始（每天1次，每次0.5g；或每天2次，每次0.25g起），逐渐加量，或用肠溶片、缓释片可以减少或减轻胃肠道反应。

二甲双胍使用困惑及禁忌证

使用二甲双胍时困扰患者最多的可能是：二甲双胍会不会伤肾。我们知道，肾脏是人体非常重要的排毒器官，万万伤不起。那二甲双胍真的会损伤肾功能吗？在这里我们需要通过对比郑重地辟谣了。其实二甲双胍本身并不伤肾，肾功能正常的患者使用是非常安全的，完全不用顾虑伤不伤肾。但对于肾功能不全的患者，特别是血肌酐已经开始升高时，则需要斟酌使用了，需要医生根据肾功能评估是否使用二甲双胍。一般来说，如果肾功能存在早期的损害，小便中有或没有白蛋白，此时用二甲双胍依然是安全的；如果肾功能下降到一定程度，参照中国"2型糖尿病防治指南"规定的指标即肾小球滤过率下降到45mL/min以下（需要做肾核素扫描或根据公式计算，与体重、年龄、血肌酐等因素有关），或血肌酐水平男性＞132.6μmol/L或女性＞123.8μmol/L时，则建议停用二甲双胍。

另外，如果肝功能不好，或合并严重的感染（肺部感染等），缺氧（心肺功能不好）状态、接受大手术、酗酒等的患者，亦不能使用二甲双胍。再有，如果你在医院做某项检查需要使用碘化造影剂时，需要在检查前后停用二甲双胍48小时，并大量饮水，让小便一天的量达到至少2 000mL。此时，二甲双胍不能使用的原因是因为在上诉情况下，容易诱发乳酸酸中毒，但实际上，该药物对肝脏、肾脏和全身器官均无伤害作用。

目前大家可见到的有国产的和合资生产的二甲双胍，规格各不相同，有每片0.25g的和每片0.5g的，少数有每片0.85g的（特别是从国外或香港购买的）。剂型有片剂和胶囊，片剂有缓释片和肠溶片。一般的使用量是0.5g，每天2~3次，最佳的剂量是每天4片（每片0.5g），早晚各2片。

既往认为，二甲双胍适合肥胖的2型糖尿病患者。现在，不论是国外还是国内的糖尿病治疗指南，均建议把二甲双胍作为2型糖尿病患者控制高血糖的一线用药和联合用药中的基础用药，不论是否肥胖。

临床研究显示，二甲双胍可以使糖化血红蛋白下降1%~2%。临床研究还证明：二甲双胍可以减少心血管疾病和死亡发生的危险。此外，双胍类药物还被证实可以防止或延缓糖尿病的进展，成为患者的明星药物。如果单独使用二甲双胍类药物不会发生低血糖和体重增加，同时可能还有降低体重的趋势。

2 磺脲类

磺脲类药物属于促胰岛素分泌剂，主要药理作用是刺激胰岛β细胞分泌胰岛素，增加体内的胰岛素水平，也就意味着体内要存在一定量有功能的胰岛β细胞。如果你在诊断糖尿病的时候胰岛功能已经较差，或糖尿病病程已经很长，

> 磺脲类药物可以使糖化血红蛋白降低1%~2%。主要控制空腹血糖，对餐后血糖也有作用，我国常用的该类药物有格列苯脲、格列美脲、格列吡嗪、格列喹酮和格列齐特。

选用磺脲类药物效果往往不好。而有些患者刚开始使用的时候，血糖控制很好，几年后（1~3年后）降糖效果越来越差，则

需要考虑更换磺脲类药物，医学上称之为"继发性失效"。有部分2型糖尿病患者，虽然胰岛功能尚可，但使用磺脲类药物并不能很好的降糖（治疗时间在1月内），医学上称之为"原发失效"。而对于1型糖尿病患者，因他们的胰岛功能非常差，是不能使用该类药物的。临床研究显示，磺脲类药物可以使糖化血红蛋白降低1%~2%。

　　和二甲双胍一样，磺脲类药物的使用也是非常普遍的。目前在多个国家和国际组织的糖尿病指南中，被推荐为控制2型糖尿病高血糖的主要用药，主要与二甲双胍和其他口服降糖药物联合使用。目前在我国上市的磺脲类药物主要为格列苯脲、格列美脲、格列吡嗪、格列喹酮和格列齐特。该类药物主要控制空腹血糖，对餐后血糖也有作用。各种药物在体内作用的强度和时间不同，需要医生根据患者的具体情况来予以选用，建议大家不要自行选用。

磺脲类药物该如何服用？

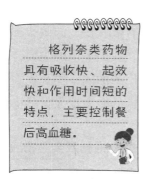

格列奈类药物具有吸收快、起效快和作用时间短的特点，主要控制餐后高血糖。

　　优降糖（已较少使用）、格列吡嗪（2.5~30mg/d，剂量＞15mg时需分次服用）、格列齐特（普通片80~320mg/d，分次服用，缓释片30~120mg/d）、格列美脲（1~6mg/d）均为长效制剂，一般每天服用1次，有些用量较大时也可能是早晚分次服用，需在餐前15分钟至半小时服用。格列喹酮作用时间较短，需要每天3次服用，用餐前15分钟至半小时服用，剂量在45~180mg/d。

磺脲类药物有哪些不良反应？

最常见的不良反应为低血糖反应，特别在使用不当或服用过量或服用后进食过少，甚至不进食，将可能导致严重的低血糖，而严重的低血糖可致命或导致大脑的永久损伤，或诱发严重的心脑血管疾病。因此在刚被诊断为糖尿病的患者中应谨慎使用。另外，在老年患者和肝功能、肾功能不全的患者中，因药物的代谢和排泄减少，磺脲类药物导致低血糖的危险性增加。如果患者肾功能有轻度至中度受损，在磺脲类药物中可以选择格列喹酮。另外，磺脲类药物还可导致体重增加。

3 格列奈类药物

格列奈类药物和磺脲类药物一样，通过促进自身胰岛素的分泌来发挥降糖作用，因此，这两类药物不能同时使用。但与磺脲类药物不同的是，它们刺激胰岛素分泌的作用来得更快，并且具有吸收快、起效快和作用时间短的特点，主要控制餐后高血糖。在我国上市的主要有瑞格列奈、那格列奈和米格列奈。不同厂家出产的同一类药物在剂型、规格方面有所不同。此类药物控制血糖的能力较强，可将糖化血红蛋白降低1.0% ~ 1.5%。

格列奈类药物应该如何服用？

格列奈类药物应该在餐前5 ~ 15分钟服用，可单独使用或与其他降糖药物联合应用（磺脲类除外）。瑞格列奈的起始剂量为0.5 ~ 2.0mg，每天3次，每次可以服用的最大剂量为4.0mg；那格列奈的起始剂量为30 ~ 60mg，每天3次，每次可以服用的最大剂量为120mg。有些患者在治疗的过程中，往往自己把服药次数减到每天1次（早餐）或2次（早晚餐），而血糖未进行很好的监测（很少每餐都测血糖，经常只测早餐前或早餐后或者晚餐后）甚至没有监测，并不能及时发现血糖的升高。

格列奈类药物的不良反应有哪些？

瑞格列奈口服易耐受，不良反应较少。常见的有轻度低血糖，胃肠功能失调如腹泻、呕吐，短暂性视觉障碍等（极少见）。那格列奈的常见不良反应有：低血糖、乏力、恶心、腹泻和腹痛等，少见的过敏反应，如皮疹、瘙痒、荨麻疹也有报道，少数病例有轻微或暂时性的转氨酶升高，很少导致停药。服用格列奈类药物低血糖的发生风险和程度较磺脲类药物轻，且可以在肾功能不全的患者中使用。但格列奈类药物需多次服用，灵活性较好，方便性欠佳，需医生根据患者的血糖情况及意愿、依从性等决定使用哪一类。

4 α-糖苷酶抑制剂的作用特点

α-糖苷酶抑制剂在东方国家较西方国家使用更为普遍，在中国，北方比南方使用更多，这与东西方国家及我们南北方的饮食习惯、食物成分不同，以及药物的降糖机制是分不开的。此类药物通过抑制胃肠道吸收淀粉类食物所产生的糖类，从而降低进餐引起的高血糖。同时，因为减慢了食物的吸收，也可使进食引起的血糖升高较为缓慢，不引起明显的吸收峰，可让血糖更为平稳，而不会骤起骤落。对于下一次进餐前容易出现低血糖的患者，服用此类药物也可以减少低血糖的风险。所以，α-糖苷酶抑制剂适用于以谷类食物为主要食物成分合并餐后血糖升高的患者。另外，因它不依赖患者自身的胰岛功能，所以，在已经使用胰岛素降糖的1型糖尿病患者中，加用α-糖苷酶抑制剂也可以让血糖更平稳。

国内上市的α-糖苷酶抑制剂有阿卡波糖、伏格列波糖和米格列醇。阿卡波糖的起始剂量为25～50mg，每天3次，每餐服药效果好，每次可以服用的最大剂量为150mg；伏格列波糖起始剂量为0.1～0.2mg，每天3次，尽量每餐服药，每次可以服用的最大剂量为0.3mg。与格列奈类药物相似，α-糖苷酶抑制剂也是减少进食后引起的血糖升高，所以只能降低当餐的餐后血糖，对下一餐的血糖无直接影响，因此需随餐服用。

> α-糖苷酶抑制剂适用于以谷类食物为主要食物成分并餐后血糖升高的患者。目前该类药物有阿卡波糖、伏格列波糖和米格列醇。
>
> 避免和减少α-糖苷酶抑制剂引起的胃肠道反应建议从小剂量开始服用，逐渐加量，并和第一口饭一同嚼碎后服用。

这类药物降低血糖的能力居中偏弱，一般单用的情况下可使糖化血红蛋白下降0.5%～0.8%。另外，在中国展开的全国多中心临床研究（北京中日友好医院、全国糖尿病学会的主委杨文英教授主导）中显示，α-糖苷酶抑制剂在达到良好降糖作用的同时，还可以使体重下降。此类药物可与磺脲类、双胍类、噻唑烷二酮类或胰岛素合用。

α-糖苷酶抑制剂常见的不良反应为胃肠道反应，服用后可有胃肠胀气、肛门排气增多，偶尔出现腹泻，极少数出现腹痛。减少和避免不良反应发生的技巧是：从小剂量开始服用，逐渐加量，并和第一口饭一同嚼碎后服用。单独服用本类药物通常不会发生低血糖。在老年患者中使用安全性好，耐受性也较好。

温馨提示

使用 α-糖苷酶抑制剂的患者如果出现低血糖，治疗时需使用葡萄糖、牛奶或蜂蜜，而食用蔗糖或淀粉类食物纠正低血糖的效果差。妊娠和哺乳期妇女、糖尿病性昏迷及昏迷前期、糖尿病酮症酸中毒、有明显消化和吸收障碍的胃肠功能紊乱的患者不能服用此类药物，18岁以下青少年患者需在医生的指导下服用。

5 噻唑烷二酮类又是怎样一种降糖药物？

噻唑烷二酮类主要通过增加靶细胞对胰岛素作用的敏感性而降低血糖，因此也被称为胰岛素增敏剂，对于胰岛素抵抗明显的患者适用。但因为它的作用机制特别，它的降糖作用来得比较慢，往往要4~8周才能看到血糖的下降。如果在开始使用的时候对这个药物没有很好的了解或没有足够的耐心，往往会在其降糖作用没有真正发挥出来时就被认为是无效而被打入"冷宫"。

> 噻唑烷二酮类又称为胰岛素增敏剂，降糖作用较慢，使糖化血红蛋白下降1%~1.5%，与其他口服药物相比，维持血糖控制的时间更长。该类不同药物服用剂量不同，尤其注意使用禁忌。

目前在我国上市的主要药物为马来酸罗格列酮和盐酸吡格列酮。临床研究显示，噻唑烷二酮类药物可以使糖化血红蛋白下降1%~1.5%，与其他口服药物相比，维持血糖控制的时间更长。临床试验还显示，马来酸罗格列酮可防止或延缓糖尿病的进展。马来酸罗格列酮的起始剂量为每天1次，每次4mg，最大量可用至每次8mg；盐酸吡格列酮的起始剂量为每天1次，每次15~30mg，最大量可用至每次45mg。

噻唑烷二酮类药物有哪些不良反应？它的禁忌证是什么？

体重增加、水肿是噻唑烷二酮类药物的常见不良反应。这种不良反应在与胰岛素联合使用时表现更加明显。如正在使用该类药物的患者出现不明原因的水肿，需要注意排除是否为药物原因所致，服用时间与水肿发生的时间是否有相关性，应在排除其他原因的同时，是否停用该类药物需在医生的指导下进行。

因该药物会导致体液潴留，因此已经有潜在心力衰竭发生危险的患者应用该药物可能导致心力衰竭加重。有心脏病的患者需在医生进行心功能评估后决定是否使用该类药物。噻唑烷二酮类药物单独使用时不导致低血糖，但与胰岛素或促胰岛素分泌剂联合使用时可增加低血糖发生的危险性。此外，这类药物还会增加骨折发生的风险，因此老年患者应在医生指导下使用。如既往一直在使用此类药物的患者，在女性绝经后、男性＞60岁应该咨询医生是否继续使用。在使用噻唑烷二酮类药物之前，应检查肝功能并在使用过程中注意肝功能的监测。如果你有活动性肝病或转氨酶增高超过正常上限2.5倍，则应禁用该类药物。

6 后起之秀——DPP-Ⅳ抑制剂及GLP-1受体激动剂或类似物

DPP-Ⅳ抑制剂全称为二肽基肽酶抑制剂，是近十几年来的后起之秀，并被寄予很高的期望。药物学家、医学专家通过研究发现，在食物进入胃肠道后，会刺激肠道分泌肠促胰酶素——胰高血糖素样肽-1（GLP-1）。GLP-1可以根据血液中葡萄糖的浓度来促进胰岛素的分泌和抑制胰高血糖素的分泌，在血糖低时，则不促进胰岛素的分泌，是一个"智能"的、有双向调节作用的肠道激素。而且，体外实验还发现，肠促胰酶素还可能对胰岛细胞的再生、增殖有促进作用。但是，这种激素在释放入血液后，很快就被一种酶——二肽基肽酶分解掉，失去活性。不幸的是在患者中，肠促胰素的作用能力下降，而且分泌减少，如何弥补这个不足呢？ 二肽基肽酶抑制剂及时地为我们解决了这个难题。这类药物即通过对二肽基肽酶的抑制，减少体内肠促胰素的灭活，使自身肠促胰素的浓度增加，进而促进胰岛素分泌，达到降低血糖的目的。因此，该类药物又被称为"糖调节药物"，具有双向调节作用，而不是单纯的降糖药。

> 二肽基肽酶抑制剂具有双向调节作用，通过对二肽基肽酶的抑制，减少体内肠促胰素灭活，使自身肠促胰素的浓度增加，进而促进胰岛素，从而达到降糖的目的。

DPP-IV抑制剂药物及其用法

目前在中国上市的有：西格列汀、沙格列汀、利格列汀、维格列汀、阿格列汀。这类药物单用可使糖化血红蛋白降低0.4%～0.9%，且均为进口药，尚无仿制药。前三者常规用量为每天1次，每次5mg（1片）；维格列汀为每天2次，每次50mg；阿格列汀为每天1次，每次25mg，这五种药物服用对进餐均无要求。其中，利格列汀在肝肾功能不全的患者中可全程使用，而其他四种药物在轻中度肝肾功能不全患者需要减量服用，重度肝肾功能不全患者中有些可以继续减量使用，有些则禁止使用。所以，需要在医生的指导下来使用这种药物。

DPP-IV抑制剂有哪些不良反应呢？

最常见的不良反应为上呼吸道感染症状，如头晕、头痛，鼻咽部不适，一般症状较轻，可自行缓解。较少见的不良反应为过敏反应、转氨酶升高。另外，在有关沙格列汀的临床研究中，提示可能会增加心力衰竭的风险，因此在中国"2型糖尿病防治指南"中明确提出，在有心力衰竭风险或心功能大于Ⅱ级的患者中慎用。另外，在多种降糖药物的不良反应常见的低血糖和体重方面，这类药物有它明显的优势。前面的作用机制提到，它可以根据血糖的浓度来"智能"调节血糖，因此，单用此类药物不会增加低血糖的风险，对体重的影响相对较和缓。

DPP-IV抑制剂与GLP-1受体激动剂的异同

与DPP-IV抑制剂作用相似的有另外一种注射制剂：GLP-1受体激动剂或类似物。这类药物是通过外源性补充直接增加体内GLP-1的浓度来达到降糖目的。与使用胰岛素类似，注射胰岛素即为外源性补充胰岛素，而口服胰岛素促泌剂则通过促进体内胰岛素分泌来降低血糖。这种药物需要皮下注射给药，目前在中国上市的有利拉鲁肽和艾塞那肽，每天给药1~2次。利拉鲁肽起始剂量为每天1次，每次0.6mg，可根据需要逐渐增加至每天1.2mg甚至1.8mg；艾塞那肽起始剂量为每次5μg，根据需要可增加至每天2次，每次10μg。

与DPP-IV抑制剂的不同点，除了需皮下注射外，这类降糖药物的降糖效力较强，且可以通过延缓胃排空，抑制食欲中枢减少进食，从而可以显著降低体重。在临床研究中显示，此类药物还可以改善三酰甘油、血压。在不良反应方面，单独使用同样不增加低血糖风险，最常见的不良反应为胃肠道症状，如食欲减退、恶心、呕吐、腹泻，特别在刚刚开始使用的一周内，这些副作用可随着治疗时间的延长而逐渐减轻至缓解。

当你到医院就诊时，医生会根据你的血糖水平和特点、肝肾功能情况、饮食特点、医疗条件、医院可以提供的药物及按你的意愿来制定方案，为你量身定做一套最适合的方案。有很多患者来到医院，只拿出一两次的血糖值便要求医生开药，甚至是将亲朋好友使用的降糖药物买来自己用，认为糖尿病都一样，只要是降糖药物就行了。这种观点是错误的，很多时候都没有很好地降低血糖，甚至可能导致低血糖、药物副作用增加，甚至影响肝肾功能等。建议发现血糖高的朋友应到正规医院进行复检，明确糖尿病的诊断，再根据实际情况来进一步确定适合自己的降糖方案。

糖尿病吃上降血糖药就可以了吗？没有感觉就没问题吗？

经常在门诊碰到这样的患者，一坐下来就说医生帮我开药，当问及有否监测血糖，是否定期抽血做相关检查时，答案都是否定的。"没事的，您给我开就行了，我感觉很好，没问题的。""下次来再抽血吧，这次没时间。"有些还会相当不耐烦，急着开了药就走。

甚至，还有这样的患者，"医生，我手脚麻好长时间了，不知道是什么原因。""医生，我眼睛看东西老不清楚，是不是白内障啊？"当问及糖尿病几年，用什么方案治疗，血糖控制如何时才发现，糖尿病病史已经几年，刚开始用了一段时间药物，甚至住过院，后来觉得没事了，就不管了，药也停了，不监测血糖，也不来看医生。一检查糖化血红蛋白已经超过10%，有的甚至肌酐已经高了，或是眼底已经有出血或渗出，需要激光治疗，甚至有的已经发展到了视网膜脱离，严重影响视力。这是非常可惜的，是医生最不想看到的结果。

因此，糖尿病不是单纯吃药就可以了，更不能认为没什么感觉就停药，而需要按照医生的处方，并且定期监测血糖和检验糖化血红蛋白及其他相关项目，以确定血糖是否控制良好及是否需要调整降糖方案、是否有早期的并发症以便及早治疗。

8 胰岛素

胰岛素是我们体内唯一能降低血糖的激素，除此之外，其他激素都可以升高血糖，比如：甲状腺激素、肾上腺素、生长激素等。一般情况下，我们在进食后，血糖水平会升高，依据进食的食物种类、量、食物的性状、身体的状况、运动情况，升高的水平、程度有所

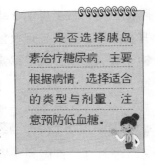

是否选择胰岛素治疗糖尿病，主要根据病情，选择适合的类型与剂量，注意预防低血糖。

不同，不论进食什么，血糖会升高多少，机体都会智能地根据摄入的食物和血糖升高的程度分泌足够的、需要的胰岛素，让血糖在最短的时间内达到正常。而2型糖尿病的患者，因为存在胰岛素分泌不足、胰岛素作用能力下降（抵抗）的情况，并不能分泌足够有效的胰岛素以降低血糖，则出现血糖的异常升高。

前面讲到的口服药物，主要分为加强胰岛素的作用（改善抵抗、增加敏感性，如二甲双胍、噻唑烷二酮类）、促进自身分泌更多的胰岛素（基于有足够数量有功能的胰岛 β 细胞，如磺脲类、格列奈类、DPP-Ⅳ抑制剂），或是延缓减少食物吸收（α-糖苷酶抑制剂），而外源补充胰岛素就好比缺钙了补钙、肚子饿了要吃东西一样，缺什么补什么，是最直接作用的。

有患者来诊的时候问："医生，我饮食已经很注意了，运动在坚持，药也坚持在吃，一颗都没漏，以前血糖都挺好的，最近不知道为什么，血糖变差了，是最近吃的药有问题吗？"在经过耐心的询问，排除其他可能影响血糖的因素后，医生会向患者讲解"为什么"。另外还有患者会问："医生，我是2型的，不是1型的，我以后、一直到老都不用打胰岛素的吧？要打胰岛素不如让我去死算了。"毫无疑问，医生肯定会回答："胰岛素不是专门为1型糖尿病的患者准备的，只要是糖尿病的患者，都有可能需要用到胰岛素，2型糖尿病也一样，根据你的血糖情况、并发症或合并症、胰岛功能等，也有需要用胰岛素的时候，特别是对于糖尿病病程较长的患者，病程越长，使用胰岛素的可能性越大。"

另外，还有相当多的患者，在使用较多降糖药血糖仍不能控制时，医生建议开始胰岛素的治疗，他们往往第一反应是："不不不，医生您再给我加点药试试，贵也没关系，用最好的，只要不打针就行，或我再少吃点，再看看吧？"或是直摇头："不打不打，会依赖（上瘾）的，死我都不要打。"或是："医生，我还想到处去走走，苦了大半辈子，好不容易退休了，要出去游山玩水，去国外小孩那住，一打胰岛素我不就没的走了嘛！"

诸如此类，对于胰岛素，很多很多的患者都有各种各样不同的问题或困惑。下面我们一一来探讨一下。

2型糖尿病为什么需要使用胰岛素治疗？

首先，2型糖尿病是一个进展性疾病。随着时间的推移，病情可能会越来越重，2型糖尿病患者需要更多的药物才能使血糖达标。早期，你的用药可能非常简单，一两种药物就可以非常容易控制好血糖，比如，二甲双胍能抑制肝脏释放更多的葡萄糖入血，胰岛素促泌剂会帮助你多分泌一些胰岛素，噻唑烷二酮类可以增加胰岛素的敏感性。但是随着年龄的增长、病程的延长，有用的胰岛β细胞越来越少，即便使用更强或剂量更大的口服药也无法帮助你产生足够有用的胰岛素了。这是2型糖尿病必然会发展的自然历程。如果，机体分泌的内源性胰岛素根本无法满足需求时，只能补充外源性胰岛素了。甚至，随着时间的流逝，2型糖尿病患者的胰岛功能会跟1型糖尿病患者的差不多，胰岛素分泌很少甚至没有，这时候简单补充胰岛素就不够了，而需要完全注射外源性胰岛素来替代。这时开始，胰岛素就需要长期使用了。

另外，在一些如下所述的情况下，2型糖尿病患者也需要临时使用胰岛素。

（1）诊断之初，血糖很高的患者需要使用胰岛素。初次诊断为糖尿病的患者在接受短时间（2周至3个月）的胰岛素治疗纠正高血糖后，胰岛功能可以得到部分的恢复，部分患者血糖水平可在停药后较长时间内保持平稳（也就是前面提到的胰岛素强化治疗）。这段时间被称作糖尿病的"蜜月期"。在蜜月期患者除了改善生活方式之外不需用药，但过了蜜月期之后患者的血糖水平依然会逐渐升高。

（2）出现严重的急性并发症或应激状态时需临时使用胰岛素度过危险期。如非酮症性高渗性昏迷、乳酸酸中毒、酮症酸中毒、严重感染等。

（3）出现严重的慢性并发症时，如糖尿病肾病V期，糖尿病足等。

（4）新诊断的难以与1型糖尿病鉴别的消瘦的患者，应把胰岛素作为一线药物。

（5）在糖尿病病程中出现无明显诱因的体重下降，应尽早使用胰岛素治疗。

（6）2型糖尿病合并妊娠。

（7）因其他疾病需要进行手术治疗（中大型）的围手术期。

（8）合并其他一些严重的疾病，如：冠心病、脑血管疾病、血液病、肾病、肝病、胶原病（系统性红斑狼疮、结节性多动脉炎、系统性硬皮症、类风湿性关节炎）等。

胰岛素在患者中的困惑

当很多2型糖尿病患者被告知需要用胰岛素的时候，很多人都会说"不"。这里有一个来自708位患者的调查，问题是"如果医生给您处方胰岛素，您愿意用吗？"超过1/4的患者说不愿意，他们的理由是：

（1）我没有信心能够处理好胰岛素治疗中遇到的问题（58%）。

（2）胰岛素治疗会限制我的生活，没有办法旅行、出去吃饭等（56%）。

（3）胰岛素治疗意味着我失败了，我没有很好地管理我的糖尿病（55%）。

（4）一旦使用胰岛素就无法撤掉了（53%）。

（5）我没有办法每天注射，太痛了（51%）。

（6）胰岛素会导致严重的低血糖（49%）。

（7）使用胰岛素意味着我的糖尿病已经非常严重（47%）。

（8）我已经尽力做了我觉得应该做的一切，如果还要注射胰岛素就太不公平了（42%）。

（9）胰岛素使用会增加体重（额外回答的）。

（10）胰岛素会引起很多问题，如失明（17%）。

所有这些，都是大家对胰岛素的认识不够而产生的焦虑。在诊治患者的时候，碰到最多的第一反应是：注射胰岛素会形成依赖甚至成瘾，而且打针像吸毒一样，给别人看到不好；或是每天打针好麻烦，天天打也好痛；我不敢注射或不会注射。

实际上，胰岛素没有成瘾性，是否需要使用胰岛素，用了能否撤掉，关键取决于病情。依赖不等于成瘾，"一打上胰岛素会产生依赖性，再也撤不下来"的说法是没有道理的。药物成瘾是指药物和躯体相互作用导致使用者的精神及生理异常，令使用者产生难以克制的获取及连续使用的渴望，目的是为了体验这些药物产生的欣快感，是一种心理上的依赖。这种成瘾并非生理或医疗需要，对身心健康有百害而无一利。而胰岛素严格上讲不是药物，而是人体自身分泌的一种维持人血糖水平必需的生理激素。实际上每个人都离不开胰岛素，没有胰岛素机体就不能完成新陈代谢，生命就无法维系。对自身无法分泌胰岛素的1型糖尿病和胰岛素分泌不足的2型糖尿病的患者，注射胰岛素可以很好地控制血糖，2型糖尿病患者可改善自身胰岛功能，对改善病情及预后大有益处。就好比身体缺钙需要补钙，不补钙会导致骨质疏松甚至骨折；肚子饿了要进食食物，补充能量，不然挨饿时间长了会饿死人。即使长期注射胰岛素，也是病情的需要，而非成瘾。

另外，注射胰岛素会很疼，不敢注射。在说到注射胰岛素时，大家很容易联想到用粗粗的注射器（针筒），长长的针头，就觉得疼。确实，在刚刚有胰岛素的时候，由于科学、医学发展所限，胰岛素的纯度低，也没有专门注射胰岛素的注射器，只能用玻璃注射器吸取几毫升甚至二十几毫升的胰岛素注射液，肌内注射，操作麻烦，疼痛感明显，也容易有不良反应。而随着科学及医学的发展，当前胰岛素的纯度非常高，每支胰岛素3mL含300单位，而且我们有专门的胰岛素专用注射器，非常细小，针头也是非常细的。更多情况下，我们使用的是胰岛素专用笔，就像一支写字的笔一样，操作非常简单，药水打完了就换一支新的（换笔芯），可以直接调到需要用的单位，配注射笔专用的针头，长度各不相同，长的有8mm、6mm，短的有4mm，针头越短也越细，痛感越小，大部分患者注射时并无明显的痛感。如果操作不当，或针头重复使用，容易导致疼痛，增加感染的风险。因此，只要用专用的注射器或注射笔，选较小的针头，不重复使用针头，操作正确，是不会产生疼痛的，操作也非常简单，特别是注射笔。所以，大家在有需要使用胰岛素时，并不需惧怕打针痛，也不用担心不会，学一下就会了，操作相当简便。当然，如果年纪太大或是眼睛视力有问题或是小孩，则需要他人的帮助。

那注射胰岛素是不是不能外出旅行或出差呢？回答是：肯定可以！要坚持注射胰岛素，不能因为外出终止胰岛素的治疗！否则将面临高血糖可能带来急性并发症的风险，如脱水、高渗性昏迷、酮症酸中毒等。如果外出是坐汽车或火车，气温比较高的时候，只要把需要的胰岛素、注射器、酒精和棉签（或用酒精棉片就更方便）、针头带上，记得带上血糖仪，胰岛素放在专用的冰袋或保温壶就可以了；如果要坐飞机，则视各地安检要求不同，可能需要有一张医生开具的使用胰岛素的证明，写明因糖尿病需要使用何种胰岛素治疗，盖上医院公章即可。

使用胰岛素意味着病情加重？答案是否定的。对于糖尿病患者来说，衡量病情的轻重是按照以下几个方面来判断的：血糖控制情况，是否合并糖尿病相关的急性或慢性并发症及并发症的严重程度，是否合并有其他严重的疾病，如：肿瘤、冠心病、脑卒中、肝硬化、严重肾病、严重外伤等。而胰岛素只是帮助控制血糖的一个手段，和其他药物一样，使用合适的剂量达到血糖的良好控制，因此如果使用得当，实际上是帮助控制病情的。不言而喻，1型糖尿病和2型糖尿病相比，并没有孰轻孰重的区别，只是降血糖的方法不同而已，病情的轻重需根据上述几种情况进行评估。

注射了胰岛素就可以随心所欲，想吃什么就吃什么，想什么时候吃就什么时候吃了吗？答案是否定的！不管在什么情况下，在什么时候，用什么药物降糖，糖尿病患者都要把饮食控制和运动放在首位，生活方式的控制永远都是需要的。并不是用了胰岛素，如果想吃多点，打多一些胰岛素就可以了，一次、两次这样做没问题，但不能长期如此，否则将会吃的越来越多，打的胰岛素也越来越多，体重会越来越重，带来的胰岛素抵抗越来越厉害，进而要打的胰岛素又越来越多，形成一个恶性循环，那和达到血糖良好控制的目的就背道而驰了。要达到控制血糖的目的，需要饮食与运动平衡，也就是饮食所产生的能量要与消耗的热量相当。如果吃的多了，运动少了或没有达到相应的消耗量，则不管用什么手段都要把血糖控制好了。否则多余的能量会转化为肝糖原、氨基酸、脂肪等储存起来，则体重将会越来越重，过多的体重带来胰岛素敏感性下降、胰岛素抵抗增加，更不利于血糖的控制，甚至还会带来其他方面的问题，如高脂血症、高血压、高尿酸血症、动脉硬化等。

注射胰岛素容易低血糖？和其他促进胰岛素分泌的降糖药物一样，注射胰岛素也同样有发生低血糖的风险，而并非注射胰岛素才会低血糖。如果和胰岛素促泌剂（尤其是长效）、胰岛素增敏剂或改善胰岛素抵抗的药物联合使用的时候，低血糖的风险会增加。如何避免或减少低血糖特别是严重低血糖的发生呢？首先，要由内分泌科或糖尿病专科的医生根据患者的情况制定一个合适的方案，使用何种胰岛素及使用量，千万不能听从患者的介绍，觉得用什么好就去开药回来自己注射；口服药也听别人说好，就去药店买或单纯去简易门诊开药，或是根据自身的感觉，自行调整药物的剂量或胰岛素的用量，这样做是相当危险的。其次，除了担心低血糖外，还要注意不同药物之间的相互作用、不良反应，以及是否合适自身的身体情况。每个人的身体条件、胰岛功能、血糖特点都不一样，药物之间是否能联用也不清楚，因此，一定要找专门的医生给您量身定做合适您的降糖方案！

当然，糖尿病患者基本都经历过低血糖的体验，特别是注射胰岛素的患者。什么情况下可能导致低血糖的发生呢？胰岛素用量过大，进食不规律（时间和饭量），老年患者，长时间在户外活动，配合使用不明成分的降糖药或保健品（特别是号称有降糖作用的，一般混有西药成分，且成分、剂量不明）。

胰岛素的类型

我们要了解一下正常人体内的胰岛素是如何工作的。正常人的生理状态是：一天中胰岛素的分泌有一定的基础量（24小时），控制空腹及餐前血糖；三餐或进食后随着血糖高峰出现3次或多次胰岛素分泌的高峰，以控制进食后引起的血糖升高。用胰岛素治疗要尽可能模拟基础和餐后分泌高峰的生理现象，才能更好地控制血糖。

和其他口服降糖药物类似，胰岛素也有不同的剂型，再加上厂家不同，又有进口和国产之分，所以，目前在国内上市的胰岛素是有多种多样的。

首先，从外观上来讲，药水可以有两种颜色，一种是澄清透明的，一种是乳白色有悬浮物的。前者是短效或速效、长效胰岛素类似物，后者是预混胰岛素、中效胰岛素，使用前需摇匀或混匀。

其次，从成分上来讲，有动物胰岛素（临床上已较少使用，如猪、牛胰岛素）、重组人胰岛素、胰岛素类似物。重组人胰岛素在大人、小孩、孕妇均可使用；胰岛素类似物使用人群有限制，特别在儿童、幼儿、孕妇，有些胰岛素类似物是没有适应证的。在作用曲线上，胰岛素类似物更符合正常人胰岛素分泌的生理曲线，能够更好地控制血糖，低血糖的发生更少。

最后，从制剂上来讲，分为长效、中效、短效、速效和预混胰岛素。不同胰岛素是最难分辨和记住的，且生产厂家不同、预混胰岛素短效和中效的比例不同，如果没有记住自己所注射胰岛素的名字，而简单地说胰岛素，是很难确定使用的是哪一种胰岛素。现在我们一起来认识它们吧。

长效和中效胰岛素是基础胰岛素，作用时间需足够长，至少能保持12~24小时，且无明显的峰值，作用曲线足够平，以保证

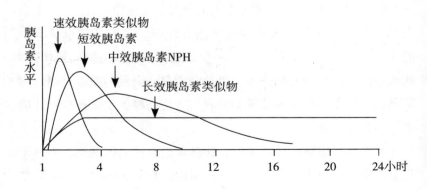

每天1~2次的注射即能完成控制空腹、餐前血糖的需要，又不容易发生低血糖。

短效或速效胰岛素又称为餐时胰岛素，理想的餐时胰岛素应该是注射后即开始起效，这样可以在进餐的时候注射。它还应该有一个陡直的作用峰，因为通常进食后2～3小时是葡萄糖进入细胞内的主要时间，胰岛素的作用高峰应覆盖这部分时间，然后很快恢复到基础状态。速效胰岛素类似物即符合这些要求，是理想的餐时胰岛素；短效人胰岛素也是用于餐时的胰岛素，但是起效不够快、峰值不够陡，而且持续时间过长，容易导致下一餐前的低血糖。

预混胰岛素听起来像是有两种胰岛素，其实只有一种胰岛素在里面，只是加入了不同比例的鱼精蛋白。鱼精蛋白会与短效胰岛素或速效胰岛素类似物结合，结合以后使一部分胰岛素（75%、70%、50%）变成中效，人们通常把这部分称为中性鱼精蛋白锌胰岛素（NPH）。如果注射了预混胰岛素也就意味着会得到一个来自速效或短效部分的餐时胰岛素及NPH部分的基础胰岛素。例如：

（1）预混30R中速效成分占30%，中效成分占70%。

（2）预混50R中速效成分和中效成分各占50%。

很多年前，人们使用动物胰岛素，今天，我们用的都是重组人胰岛素和人胰岛素类似物。动物胰岛素的主要问题在于与人胰岛素的化学结构不同，不同的结构导致注射到体内的动物胰岛素有可能产生过敏反应或长久使用产生抗体、药效降低。但动物胰岛素相对便宜，对于经济困难的患者在治病救命的前提下不失为一个选择。

目前，在我们国内使用的胰岛素制剂见下表。

胰岛素分类

胰岛素制剂		注射时间	起效时间	达峰时间	作用时间
预混胰岛素	中效胰岛素	每天1~2次	1.5小时	4~12小时	最长24小时
	长效胰岛素	每天1次	3~4小时	8~10小时	长达20小时
	长效胰岛素类似物	每天1次	2~3小时	无明显峰值	长达30小时
餐时胰岛素	短效胰岛素	餐前半小时	15~60分钟	1.5~2.5小时	5~8小时
	速效胰岛素类似物:				
	门冬胰岛素	餐前5分钟或餐后补打	10~15分钟	1~3小时	3~5小时
	赖脯胰岛素	餐前5分钟或餐后补打	10~15分钟	1~1.5小时	4~5小时
预混胰岛素	预混胰岛素:				
	（HI30R、HI50R、HI70/30	餐前半小时	30分钟	2~8小时	最长24小时
	预混胰岛素类似物:				
	预混门冬胰岛素30	餐前5分钟	10~20分钟	1~4小时	最长24小时
	预混赖脯胰岛素25R	餐前5分钟	15分钟	1.5~3小时	16~24小时
	预混胰岛素50R	餐前5分钟	15分钟	1.5~3小时	16~24小时

胰岛素治疗中的注意事项：

（1）定期监测血糖，不可随意停止注射胰岛素。

（2）剂量调整须咨询医生，在医生指导下进行。

（3）如果外出就餐，最好把胰岛素带到就餐处，在进餐前注射，以防等餐时间过长，引起低血糖。

（4）根据血糖情况加餐或分餐。

（5）自己注射胰岛素的老人或小孩，在注射胰岛素后，等待进餐期间切忌做各种家务和运动，以免运动过量导致低血糖发生，并且不要忘记或延误进餐。建议选用速效胰岛素类似物或预混速效胰岛素类似物，注射时间灵活，可在餐前5分钟注射甚至餐后补打。

（6）外出旅行时携带胰岛素应避免过冷、过热环境及反复震荡，不可将胰岛素托运，应随身携带。需备齐以下物品：胰岛素、注射笔、针头、血糖仪、酒精棉、糖果、糖尿病救助卡。

🩺 当你外出旅行

如果你要跨洋旅行，在你出发前1～2个月内与医生从以下两点进行讨论并制定一个饮食计划。

询问医生如何调整胰岛素剂量及其他的降糖药物。如果你向东方旅行，你可能会在时差上减少了时间，即如果你原本根据本地时间准时注射胰岛素，到时胰岛素的注射剂量会聚集在一个较短时间内。因此，在你跨时区时需要适当减少胰岛素量，或将注射时间顺延相应的时间；如果你向西方旅行，你跨时区那天的时间会增加，你需要注射更多的胰岛素覆盖到增加的时间。因此，可以等到了最后目的地再调整你的手表，或在未到达目的地时，按照平时时间准时注射。到达目的地后再顺延相应时间。

讨论高血糖等不适发生时的治疗方案。如果你使用的是基础胰岛素，需备用一支短效或速效胰岛素，以防万一血糖过高可临时使用。

当你怀孕了怎么办？

由于生活方式、环境的改变等因素，现在糖尿病的发病年龄提前很多，甚至6岁的儿童都可能诊断出患有2型糖尿病，20~40岁的年轻患者更是为数不少。所以当你在未生育前已被诊断患有2型糖尿病，请在有妊娠计划时即时与医生沟通，因为糖尿病的口服药物在中国还未有妊娠糖尿病患者的适应症，怀孕期间建议全程胰岛素治疗，且因怀孕期间受孕激素的影响，血糖更难控制，特别在怀孕晚期，胰岛素抵抗加重。另外妊娠期间血糖的控制目标更为严格，血糖控制不达标，对胎儿、母体都会有不良影响。因此，在这个阶段要更加关注血糖。

胰岛素的选择也是有讲究的，目前获得妊娠适应证的胰岛素有重组人胰岛素（短效及中长效）及胰岛素类似物（速效门冬胰岛素及长效地特胰岛素）。

妊娠期间血糖的控制目标为空腹3.3 ~ 5.3mmol/L，餐后1小时≤7.8mmol/L，餐后2小时≤6.7mmol/L。糖化血红蛋白<6%。

另外，在妊娠期间需要配合调整饮食和适当运动，需要与营养科医生或糖尿病教育者咨询如何进行合理的饮食，既能控制好血糖，又不影响胎儿的发育。

> 怀孕期间建议全程胰岛素治疗，因怀孕期间受孕激素的影响，血糖更难控制。特别在怀孕晚期，胰岛素抵抗加重，更应严格控制血糖，否则会对胎儿、母体产生不良影响。
>
> 妊娠期间血糖的控制目标为空腹3.3-5.3mmol/L，餐后1小时＜7.8mmol/L，餐后2小时＜6.7mmol/L，糖化血红蛋白＜6.5%。

胰岛素治疗误区

因为胰岛素的强化治疗对患者血糖的控制和胰岛功能的保护有很好的帮助，所以，初诊患糖尿病的患者，如果血糖水平较高，医生往往都会建议先行胰岛素强化治疗。但是，有些患者在治疗过程中更换了住地或医生，在去到别的医院或医生那里时，只是让医生开胰岛素，也没做过多的咨询。如果门诊患者较多，医生往往不会细问，再加上如果患者就诊都没带上病历或未书写病历，后面的医生往往不了解患者之前的诊治情况，得知患者血糖控制良好，就直接给患者开胰岛素的处方了。但是有很大一部分患者是没有必要长期使用胰岛素的。因为长期的胰岛素治疗，胃口可能较佳，进食相对偏多，容易导致体重的增加。过多的体重会加重胰岛素抵抗的程度，而后者可能带来血脂、血压的异常，以及动脉硬化等。

举例

王女士，46岁。3年前发现血糖高，医生给予：基础胰岛素与三餐餐时胰岛素的治疗，基础胰岛素为28μ，三餐前速效胰岛素各为10μ，胰岛素使用至今。最近查糖化血红蛋白5.9%，胰岛素有时候有漏打，患者也觉得打怕了。接诊的时候看她体型偏胖，年纪也轻，问她为什么要一直注射胰岛素。她回答，2年前住院，住院期间注射胰岛素、出院也是注射胰岛素的方案。我翻看她住院的记录：2年前住院除了血糖高外，合并亚急性甲状腺炎，当时给予泼尼松（糖皮质激素）治疗，出院后仍需要用激素治疗一段时间，之后患者就一直使用胰岛素治疗至今。查看患者肝肾功能良好，无其他慢性疾病，无口服药物使用的禁忌证。便和她商量计划改方案。患者听了很高兴，她本以为自己一辈子都要和胰岛素打交道了。

💬 使用胰岛素的患者，当你就诊时，需要提供什么资料？

很多患者来就诊时，既没带病历，也没带说明书，简单地说："医生，我开胰岛素。"问他什么胰岛素，叫什么名字？回答："就是在医院开的胰岛素，你们医生开的，还有分什么胰岛素的吗？"如果是内分泌科的医生，可能会问一堆的问题："您的胰岛素药水是透明的还是乳白色的？一天打几次？什么时候打？笔的颜色是怎样的？多少钱的？打完了是换药水还是整支扔掉的？"以分辨可能是何种胰岛素，即使这样，也不一定能完全区分开来。比如优泌乐25R与优泌乐50R，如果不记得这两个数字，则无法从外观和颜色、注射方法上区分。所以，如果你去医院就诊时，请带上病历，最好把药品说明书或包装盒带上，一目了然。另外，也请你记得平时要监测血糖并在就诊时带上血糖记录本。监测血糖需要覆盖三餐前、三餐后2小时、睡前血糖，可以不在同一天监测，在规律生活的前提下隔几天测一两次血糖，测不同时间点的。而不要固定测空腹或晚餐后的，因为血糖是会有波动的，我们需要达到血糖的全面控制。

7

什么是糖尿病的
强化治疗

糖尿病的强化治疗，年龄大一些的患者可能没有听说过。这一概念是近十几年来内分泌学界愈来愈热的一个理念，这一治疗

糖尿病的强化治疗大部分指的是胰岛素的强化治疗，时间一般为2周至3个月，其重要目的是尽量避免或减少/延缓糖尿病急性或慢性并发症的发生。

理念给患者所带来的获益越来越得到医生和患者的认可。

1 什么是糖尿病的强化治疗?

这个概念最初来源于对初诊为糖尿病的患者，治疗初期予以胰岛素泵降糖，达到血糖的理想控制。大量的临床研究数据显示，经过一段时间（2周至3个月）的胰岛素（用泵或多次皮下注射）强化治疗后，患者的胰岛功能可以有部分（不可能完全）的恢复，甚至部分患者可以在一段时间（长短不一，因人而异）内达到临床缓解（非治愈！不用降糖药物，但仍需控制饮食和适当运动及定期监测血糖）。后来，越来越多的临床研究显示，并非单纯使用胰岛素强化，如果用口服降糖药物或胰岛素结合口服药物（以血糖的控制为目标，根据血糖情况可调整胰岛素用量和口服药物用量）亦可以达到异曲同工的效果。因此，目前医学上糖尿病的强化治疗可以分为狭义和广义两种。

首先，从狭义来讲，糖尿病强化治疗指的是使用胰岛素治疗来达到血糖的理想控制（正常范围），可以是多次皮下注射胰岛素（基础胰岛素+餐时胰岛素，多次预混胰岛素），或是使用胰岛素泵持续皮下注射胰岛素。其次，从广义来讲，糖尿病强化治疗指的是使用所有合适的降糖方案达到血糖的良好控制，包括饮食控制、运动、合适的药物（口服药或胰岛素）。强化是为了达到血糖的良好控制，是目的，而不是手段。但目前大部分的强化治疗指的都是胰岛素的强化治疗，强化的时间一般是2周至3个月。

2 为什么要强化治疗?

糖尿病要治疗，治疗的目的并不单纯为了降低血糖，更重要的是尽量避免或减少或延缓糖尿病急性、慢性并发症的发生，降低血糖只是减少并发症发生的手段，并不是最终的目的。如果血糖得到良好地控制，可以最大限度上减少或延缓糖尿病慢性并发症的发生。国内外已经有不少临床研究的数据得到证实。著名的UKPDS研究，经过长达10年的随访，发现强化治疗可以使视网膜病变风险下降21%，蛋白尿风险下降33%；在大血管方面，可以降低心肌梗死的风险，即不论在微血管或大血管方面均可以获得益处。

3 什么样的患者适合强化治疗？

并不是每一个患者都需要或适合进行强化治疗。降糖是一把双刃剑，要想把血糖降得更好、更接近正常，则发生低血糖的风险就增加（如果为了避免低血糖的发生，则往往难以达到血糖的良好控制）。因此，是否适合强化治疗，要医生给你进行全面的评估。如果患者年轻，单纯血糖很高，身体各方面条件都很好，没有严重的心脑血管疾病等，对低血糖的感知和耐受比较好，那么该患者适合、也需要进行强化治疗，以达到血糖良好的控制。而如果患者年龄比较大，甚至伴有心脏病、脑梗死等，更可怕的是，对低血糖的感知能力已大大下降，往往发生了低血糖也可能没任何感觉，因此低血糖对该患者来说就是一个无声的杀手，特别是严重的低血糖，有可能让该患者致命。所以，这种情况下，请不要考虑强化治疗。

4 什么时候开始强化治疗？

对于病程长的患者来说，并不适合进行强化治疗，因为可能已经有糖尿病相关的慢性并发症，而且对低血糖的感知和耐受能力也变差了。而如果患者年轻，病程又很短，或刚刚发现高血糖，而且血糖水平比较高，空腹血糖>11.1mmol/L或糖化血红蛋白＞9.0%，则需要进行短期的胰岛素强化治疗。因为血糖控制目标较为严格，且胰岛素的调整比较精细，所以医生往往会建议住院治疗。一般住院时间是2周左右，出院后有部分患者仍然需要继续1～3月的胰岛素治疗，以便自身的胰岛细胞得到更好的休息和恢复。通过这种方法，希望可以在以后血糖得到更好的控制，以及避免更早需要进行长期胰岛素治疗。

　　但是有众多患者心中会对使用胰岛素治疗有很大的疑惑和顾虑：现在使用胰岛素会造成对胰岛素的依赖吗？难道一辈子都得打胰岛素了吗？在这里，可以很肯定地告诉心存疑虑的患者：使用胰岛素本身绝对不会造成对胰岛素的依赖，也就是不可能成瘾！对胰岛素依赖是民间多年的谣传，而因为这一观点，造成了很多患者没有得到及时地治疗，以致血糖控制不佳甚至导致严重并发症的发生。

　　因此，糖尿病的强化治疗对患者是有帮助的，应该选择合适的患者、在合适的时间、一定的时间内进行良好的血糖控制，最常用的方式是胰岛素的强化治疗，以让自身的胰岛细胞得到适当的休息和功能得到部分的恢复，更有利于以后血糖的良好控制。

8

得了糖尿病，
应定期做什么检查？

　　糖尿病是一组以高血糖为特征的代谢性疾病。高血糖则是由于胰岛素分泌缺陷或其生物作用受损，或两者兼有引起。糖尿病时长期存在的高血糖，导致各种组织，特别是眼、肾、心脏、血管、神经、皮肤的慢性损害、功能障碍等并发症。对于患者来说，有效地控制血糖水平是提高生活质量的关键。患者除了经常性地监测血糖外，还应定期进行一些相关指标的检查，以便及时发现病情变化，调整治疗方案，尽量延缓并发症的发生和发展。

　　检查的项目有：空腹血糖、餐后血糖、糖化血红蛋白、尿常规、尿液微量蛋白、血脂系列，心电图、视力和眼底、血液肝肾功能、足部情况、体重情况、血压、胸片、肝胆超声和神经系统检查。检查的项目和周期见如下5点。

（1）每个月查1次：空腹血糖、餐后血糖、血压体重、足部、皮肤情况。

糖尿病患者空腹血糖一般控制目标为4～7mmol/L，餐后血糖控制在5～10mmol/L（注意：控制目标值不等于正常范围值）。对于正在接受胰岛素治疗或者血糖控制不稳定的患者，建议自备床边血糖仪，学会在家中自测血糖，对合并高血压的患者，应控制血压<130/80mmHg，也建议自备血压计，学

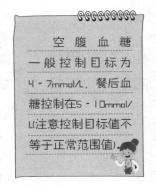

会在家中自测血压，每天1次。要定期检测体重，体重正常值为BMI 18.5～23.9kg/m^2，超重为BMI>24，肥胖为BMI>28。可结合体重，个人情况制定饮食和运动治疗方案，如患者短时期内体重下降超过5%，应提高警惕，并寻找原因。足部的检查主要看足背和胫后动脉的搏动、足有否畸形、皮肤是否有破溃或老茧，以及鞋子是否合适等，因为糖尿病可导致足部病变。

（2）每3个月查1次：糖化血红蛋白（GHbA1c）。

糖化血红蛋白测试通常可以反映患者近8～12周的血糖控制情况，是糖尿病诊断的新标准和治疗监测的"金标准"，随着人们对糖尿病知识的逐步了解，多数人已意识到空腹和餐后2小时血糖监测的重要性，并常常把二者的测定值作为控制血糖的标准。其实不然，空腹和餐后2小时血糖是诊断糖尿病的标准，而衡量糖尿病控制水平的标准是糖化血红蛋白。空腹血糖和餐后

血糖是反映某一具体时间的血糖水平，容易受到进食和糖代谢等相关因素的影响。糖化血红蛋白的测定可以让人看到在过去2～3个月时间内整体的血糖控制情况，且受抽血时间、是否空腹、是否使用胰岛素等因素干扰不大。专家建议，如果患者血糖控制已经达到标准，并且血糖控制状态较为平稳，每年至少

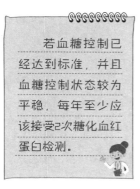

若血糖控制已经达到标准，并且血糖控制状态较为平稳，每年至少应该接受2次糖化血红蛋白检测。

应该接受2次糖化血红蛋白检测；对于那些需要改变治疗方案，或者血糖控制状态不稳定的患者，应该每3个月进行1次糖化血红蛋白测定。

（3）半年查1次：血脂系列、尿常规、尿液微量蛋白、心电图、血肌酐和尿素氮。

生化全套指标包括：肝肾功能、血脂、尿酸等。肝脏与糖、脂肪和蛋白质代谢关系密切，患者服用药物需要肝脏代谢，而且有些患者合并有脂肪肝，因此要定期检测肝功能的指标。糖尿病患者较非糖尿病人群易发生动脉粥样硬化，这

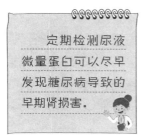

定期检测尿液微量蛋白可以尽早发现糖尿病导致的早期肾损害。

不仅与血糖的控制程度、高血压等因素有关，还与脂质代谢异常密切相关，脂质代谢异常可使糖尿病患者罹患心血管疾病的发生率大大增加。为及时预防和治疗糖尿病并发冠心病和肾病，有必要定期检查血液中各种脂质水平的变化，检查项目有：三酯甘油（TG）、总胆固醇（TCH）、高密度脂蛋白胆固醇（HDL-C）、低密度脂蛋白胆固醇（LDL-C）、载脂蛋白a（Lpa），以及尿液中微量蛋白的水平。如血脂不正常，则有必要增加检查的频率。

糖尿病并发肾脏损害早期的表现是尿液出现微量的蛋白，特别是小分子蛋白的出现，损害的程度和尿液蛋白含量成正比。定期检测尿液微量蛋白可以尽早发现患者早期的肾损害。如尿常规和尿液蛋白出现不正常，则需要进一步做血肌酐和尿素氮检查。心电图主要用来检测心血管并发症。

（4）1年查1次：视力和眼底，胸片、血液学检查（如血常规、肝功能、血尿素氮、血肌酐）、肝胆超声和神经系统检查。

糖尿病视网膜病变是引起失明的一个重要原因，是糖尿病眼部最严重的并发症。血糖控制不好，糖尿病视网膜病变可逐渐恶化，视力在不知不觉中下降，因此要定期检查眼底。一旦发生眼底出血，病情逆转了，治疗将很困难。有专家认为，患者只要坚持1年检查1次眼底，就可以避免至少一半的患者失明。

> 糖尿病患者的眼底检查是避免失明的主要措施。同时，每年还须进行1次心、脑血管及肢体动脉的相关检查。

（5）糖尿病患者每年还须进行1次心血管、脑血管及肢体动脉的相关检查，如心电图、脑血流图、双下肢血管彩超等。

据统计资料显示，约有80%的患者死于糖尿病心脑血管并发症。心肌梗死、脑梗死因预后较差，一般能够引起患者的重视，所以大多数患者会定期到心内科、神经内科就诊，完成心血管、脑血管的相关检查。但是糖尿病足因起病较隐匿，往往不能早期发现，常在足溃疡发生后才引起重视，此时患者的生活质量已开始降低，严重时需要截肢甚至危及生命。因此除心脑血管外，下肢动脉的病变也应及早筛查，及早干预。

Question

9

糖尿病患者的
控制目标是什么 ？

　　目前糖尿病在世界范围内都是无法根治的，只有依靠长期的控制，才能够防止多种糖尿病急慢性并发症对健康的损害。糖尿病强调全面的控制，除了降糖外，降压、降脂、减肥、改变不良生活习惯等同样重要。但是，在临床上当医生问患者"知道你的糖化血红蛋白是多少吗？""尿微量蛋白有没有检查过？"，大部分患者都摇头不知，如果没有明确的目标，那么抗击糖尿病的道路就没有方向。糖尿病患者重要的检查指标值如下表。

糖尿病患者重要的检查指标值

指　　标	目标值
毛细血管血糖（mmol/L）：空腹	4.4～7.0
非空腹	10.0
糖化血红蛋白（%）	<7.0
血压（mmHg）	<140/80
总胆固醇（mmol/L）	<4.5
高密度脂蛋白胆固醇（mmol/L）	
男性	>1.0
女性	>1.3
三酰甘油（mmol/L）	<1.7
低密度脂蛋白胆固醇（mmol/L）	
未合并冠心病	<2.6
合并冠心病	<1.8
体质指数（kg/m²）	<24.0
尿白蛋白/肌酐比值[mg/mmol（mg/g）]	
男性	<2.5（22.0）
女性	<3.5（31.0）
尿白蛋白排泄率[μg/min（mg/dL）]	<20.0（30.0）
主动有氧活动（min/周）	>150.0

引用来自《2013年版2型糖尿病防治指南》

　　患者都应该备有一台血糖仪进行自我血糖监测，通过监测指尖血糖了解血糖控制情况，血糖不达标的患者应进一步通过饮食、运动、药物来调整血糖。一般建议患者每3～6月到正规医院检测1次糖化血红蛋白水平，糖化血红蛋白可用来评估患者近2～3个月内的血糖控制水平，也可用于判断患者血糖检测结果是否准确。需要注意的是，如果患者存在血红蛋白异常性疾病，糖化血红蛋白的检测结果是不可靠的，此时应以空腹和（或）餐后静脉血浆血糖为准。除了应高度重视血糖控制之外，患者还要与专科医生一起做好血压、血脂、尿白蛋白/肌酐比值、尿白蛋白排泄率等的管理，只有上述多种指标全面达标，才能够减少或延缓糖尿病的并发症发生。

然而，对于不同的人群血糖控制目标存在差别，也就是说血糖控制讲究个体化，对于糖尿病病史较短、年龄在60岁以下、无明显糖尿病急慢性并发症的患者，为了最大限度地减少或延缓糖尿病并发症的发生和发展，在避免低血糖发生的情况下，血糖应该控制相对严格一些，如空腹血糖宜控制在4.4～6.1mmol/L，餐后血糖宜控制在4.4～8mmol/L；对于儿童、老年人及有严重并发症患者，血糖控制目标不宜太严格，对既往有严重低血糖、

> 血糖控制良好的标准：空腹血糖在4.4～6.1mmol/L，非空腹血糖应在4.4～8.0 mmol/L，糖化血红蛋白在6.5%以下。
>
> 血糖控制一般的标准为：空腹血糖≤7mmol/L，非空腹血糖≤10mmol/L，糖化血红蛋白在6.5%～7.5%。
>
> 血糖控制差的标准为：空腹血糖＞7mmol/L，非空腹血糖＞10mmol/L，糖化血红蛋白＞7.5%。

反复发作低血糖、生存期在5年以内的患者也应该适当放宽血糖控制目标；对于妊娠期糖尿病孕妇，为了母亲和宝宝的健康，妊娠期间糖尿病的血糖控制目标会更加严格些，有条件者应每天测定空腹和餐后血糖4～6次，血糖控制的目标是空腹、餐前、睡前血糖维持在3.3～5.3mmol/L，餐后1小时血糖≤7.8 mmol/L，餐后2小时血糖≤6.7 mmol/L，糖化血红蛋白则应尽可能控制在6.0%以下。

近年来由于肥胖儿童的增多，儿童和青少年中2型糖尿病的发病率也在逐年增加，但目前我国儿童和青少年糖尿病主要以

1型糖尿病为主。儿童和青少年1型糖尿病的控制目标值见下表。

儿童和青少年1型糖尿病控制目标值

年龄段	血糖目标值范围		HbA1c	理由
	餐前	睡前/夜间		
幼儿至学龄前期（0~6岁）	5.6~10.0mmol/L（100~180mg/dL）	6.1~11.1mmol/L（110~200mg/dL）	<8.5%>7.5%	脆性、易发生低血糖
学龄期（6~12岁）	5.0~10.0mmol/L（90~180mg/dL）	5.6~10.0mmol/L（100~180mg/dL）	<8%	青春期前低血糖风险相对高，而并发症风险相对低
青春期和青少年期（13~19岁）	5.0~7.2mmol/L（90~130mg/dL）	5.0~8.3mmol/L（90~150mg/dL）	<7.5%	1.有严重低血糖的风险 2.需要考虑发育和精神健康 3.如无过多低血糖发生，能达到7%以下更好

有些患者虽然使用了多种口服降糖药物治疗，甚至已经使用了胰岛素降糖治疗，在相对较短的时间内血糖控制仍然不达标。尽管如此，患者也不必感到沮丧，如果您的血糖、血脂短期内没有达到理想标准也不应视为治疗失败，因为糖尿病的治疗方案不是一成不变的，每个患者适合的药物也不一定，因此，当血糖控制短期内无法达到目标值时，患者无须恐慌，应及时至内分泌专科调整降糖方案。事实上，血糖、血脂等指标任意程度的改善都能或多或少地降低及延缓糖尿病并发症的发生和进展，对患者都

将有益，如体重减轻后胰岛素抵抗、高血脂、脂肪肝都能得到不同程度的改善。然而，血糖、血压、血脂、尿蛋白等综合控制目标值的设定是经过大规模科学研究证实之后所制定的，具有明确的临床指导意义，患者在血糖、血压、血脂等各项指标逐渐改善的过程中，应该尽量做到控制目标值达标，这样可以最大限度的获益。

糖尿病是一种慢性代谢性疾病，其治疗目标的控制不在于几天、几个月，而应视为长远的、终生的过程。有不少患者只有在血糖控制极差、出现严重糖尿病并发症的时候才想到去医院就诊，并且抱着医院能解决一切问题的思想。出院后回到家，照样大吃大喝，也不按医嘱服用相关的药物及定期监测血糖，结局只能是并发症越来越多也越来越严重。因此，患者应该持之以恒，长期维持性地达到适合自己的综合控制目标。

部分患者在追求血糖控制良好的过程中，因为过于担心出现糖尿病的各种并发症，可能会走入一个极端，就是对血糖、血压、血脂控制过于严格，表现为严格地限制饮食、不吃或很少吃主食，刻意地减少水果摄入，加大运动量甚至过度运动，这些都是不可取的。饮食控制过于严格可能会导致营养不良，血压控制过低时患者会出现头晕、乏力等脑供血不足的表现，血糖控制过于严格会大大增加低血糖发生的风险，血脂过低可能会影响体内多种生物学过程的正常代谢。由此可见，患者的血糖、血压、血脂应维持一个合理水平，在避免矫枉过正的情况下，尽可能达到综合控制目标值，以预防及延缓糖尿病并发症的发生和发展。

糖尿病患者如何
监测血糖 **?**

糖尿病的诊断依赖于口干、多饮、多尿、体重下降等症状及血清葡萄糖的水平，而在被诊断为糖尿病之后，患者常常需要监测自己的血糖，这是糖尿病治疗"五驾马车"中的一个举措。血糖监测就像是驾驶途中司机的眼睛，体现着患者病情的控制现状，引领着患者的治疗，带领患者在"抗糖"路上顺利前行。

糖尿病的可怕之处在于它常常没有明显的症状，这会导致很多患者忽视可能已经存在已久的高血糖状态，常听患者说：反正血糖高不痛不痒，能吃能睡，应该不用吃药和扎手指了！而事实远非如此，糖尿病的危害在于长期高血糖状态导致的各种急慢性并发症，部分患者在出现这些并发症的时候都不一定有明显的自我感觉，因此，对于诊断为糖尿病的患者，定期的血糖监测非常重要。

许多患者在住院期间，都体验过由医护人员协助一天多次的血糖监测。然而除了在医院由医务人员安排的血糖检测之外，对患者而言，最为重要和难以坚持的还是在家中进行的自我血糖监测，也就是通过扎手指进行的指尖血糖监测。指尖血糖即毛细血管血糖，是患者日常接触最多的，也是最理想的血糖监测方法，它可用于评估患者的血糖控制水平，指导饮食、运动、药物等治疗策略的调整。患者平时应养成坚持记录日常指尖血糖监测结果的习惯，在定期到医院就诊时应随诊携带此记录本，以便医生更全面地了解患者的病情。建议所有的糖尿病患者应该自己进行自我血糖监测，有条件的患者都应该购买一台血糖仪在家中进行自我监测。好的督促才能促进改进，科学合理自我血糖监测也同样有利于血糖控制和达标。

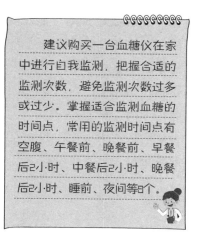

建议购买一台血糖仪在家中进行自我监测，把握合适的监测次数，避免监测次数过多或过少。掌握适合监测血糖的时间点，常用的监测时间点有空腹、午餐前、晚餐前、早餐后2小时、中餐后2小时、晚餐后2小时、睡前、夜间等8个。

部分患者因经济条件紧张，不舍得花钱购买血糖仪和血糖试纸等而不进行血糖监测，也有部分患者仅仅是因为恐惧扎手指时的疼痛而拒绝监测血糖，最后耽误了病情，这些都是不可取的，没有科学的血糖监测和记录，饮食、运动、药物等治疗将变得非常盲目，难以弹性地进行针对性的调整。事实上，只要能持之以恒，血糖监测能够为患者带来许多益处。

那么，患者该如何科学地安排自我血糖监测呢？

首先，要把握合适地监测次数，避免监测次数过多或过少，血糖监测次数过多可能会造成金钱的浪费，降低患者依从性；血糖监测次数过少则可能反应不了真实地血糖控制情况，遗漏可能存在的高血糖或低血糖状态。一般来说，若血糖控制较差或病情相对危重复杂时，则应每天监测4～7次，直到病情稳定、血糖得到控制为止；当病情稳定或已达血糖控制目标时，则可每周监测1～2天，每天4～7次；但是若刚开始使用胰岛素治疗，在治疗开始阶段每天应至少自我监测血糖5次，达到治疗目标值后可逐渐减至每天监测血糖2～4次；如果正服用口服降糖药物治疗和（或）在进行生活方式干预时，血糖控制达标后也应每周监测血糖2～4次。

其次，血糖监测的时间点也很重要，适合监测血糖的时间点分为空腹、午餐前、晚餐前、早餐后2小时、中餐后2小时、晚餐后2小时、睡前、夜间等8个时间点。住院的患者在医务人员的帮助下，一般可以做到以上8个时间点的血糖监测。然而患者在家里进行自我血糖监测时，是比较难以覆盖这么多个时间点的，此时如果患者的血糖水平很高，则应该首先关注空腹血糖水平，对于具有发生低血糖风险的患者，尤其是血糖控制良好的老年患者，应注重测定三餐前血糖。而对于正在使用胰岛素，特别是中效及长效胰岛素的患者，应在睡前（晚上10点左右）进行血糖监测，如果血糖控制已经接近治疗目标，但空腹血糖仍然较高或经常发生夜间低血糖时，还应密切监测凌晨3点左右的血糖。

一般来说，应先满足空腹血糖的达标，再来追求餐后的血糖达标，血糖监测的时间点也围绕这个目标来建立，在空腹血糖得到良好控制的基础上，如果整体血糖控制仍不能达到治疗目标值时，应该关注从第一口饭算起的餐后2小时的血糖水平。除了以上8个相对常规的监测时间点之外，当患者出现低血糖症状时，应及时监测血糖；当患者计划进行相对较剧烈的运动时，应在运动前后监测血糖以防止运动后低血糖的发生；当患者饮食习惯发生改变，如尝试新的饮食、不能规律进餐时，或者情绪发生波动、自我感觉不适时，均应及时地进行自我血糖监测。

　　血糖监测这项技术看似简单可行，但科学掌握血糖仪的操作也需要经过一定的规范学习。首先，患者需要选择一台质量好的血糖仪，血糖仪是需要长期使用的物品，其准确性和稳定性应首先考虑在内。其次，血糖仪的售后服务、操作的难易程度、对人体产生的痛感及价格等因素也要考虑。除了血糖监测仪之外，血糖监测试纸也很重要。

　　血糖监测前应准备好血糖仪、血糖试纸、采血笔、针头、75%的酒精、棉签、血糖记录本等物品。在测血糖前，洗净双手并抹干，核对血糖试纸有效期，需要条码的血糖仪应提前做好相应的准备工作。测血糖时，应先插入试纸，上好针头，然后使用75%的酒精消毒手指，待酒精水干后，进行采血，试纸贴近血样进行吸血。测完血糖后，应用干棉签压住出血点等候结果，做好记录。在这个看似简单的过程中，诸如取血部位酒精未干、采血量太少、寒冷导致手指温度偏低、血糖仪或检测窗不干净、血糖仪和血糖试纸不配套、电池不足、血糖试纸出现过期或潮湿和氧化、环境温度及湿度等多种因素度会影响所监测血糖值的准确度。因此，当患者或者医生怀疑血糖监测可能不准确时，应积极寻找可能存在的原因。

　　指尖血糖能反映的是即时的血糖，而糖化血红蛋白反映的则是近2~3月的血糖控制情况，对于糖尿病患者而言，血糖控制良好的标准为：空腹血糖在4.4～6.1mmol/L，非空腹血糖应在4.4～8.0 mmol/L，糖化血红蛋白在6.5%以下；血糖控制一般的标准为：空腹血糖≤7mmol/L，非空腹血糖≤10mmol/L，糖化血红蛋白在6.5%～7.5%；血糖控制差的标准为：空腹血糖＞7mmol/L，非空腹血糖＞10mmol/L，糖化血红蛋白＞7.5%。

第四部分

糖尿病常见并发症及其治疗

糖尿病会出现
哪些急性并发症 ？

糖尿病的急性并发症是指糖尿病急性代谢紊乱，包括糖尿病酮症酸中毒、高渗状态、乳酸酸中毒、各种急性感染及低血糖昏迷。

1 糖尿病酮症酸中毒

糖尿病酮症酸中毒是患者比较常见的急性并发症，主要表现为多尿、烦渴多饮、症状加重，伴不同程度脱水，常有乏力，严重者可出现意识模糊甚至昏迷，血糖明显升高（多超过13.9mmol/L），尿糖、尿酮体强阳性，血气分析提示代谢性酸中毒。多发生于1型糖尿病患者，2型糖尿病患者也时有发生。其主要因为是胰岛素绝对或相对不足，伴或不伴有拮抗胰岛素的激素分泌增多，使葡萄糖不能被组织利用，血糖明显升高，导致口干、多饮、多尿，如不及时补充水分会造成脱水。同时脂肪和蛋白质分解代谢增加，体内的游离脂肪酸生成增多，过多的游离脂肪酸氧化受阻，被转化为酮体，导致酮体在体内堆积。当酸性的酮体在体内堆积过多时，血液里的缓冲系统不能使其中和，则出现酮症酸中毒。

糖尿病酮症酸中毒多有诱发因素，常见的因素有：①胰岛素应用不当，如自行减量或停用。②各种感染，如肺炎、皮肤感染、急性胰腺炎、急性胆囊炎、腹膜炎等。③饮食不当，如饮用大量含糖饮料，食用过多的高糖、高脂食物。④应激，如外伤、手术、麻醉、急性心肌梗死、脑卒中等。⑤精神创伤。⑥妊娠与分娩。

患者一旦出现口干、多饮、多尿症状加重，应注意监测血糖，如果血糖明显升高（13.9mmol/L以上，多超过16.7mmol/L），应注意糖尿病酮症酸中毒可能，需马上口服盐开水（1 000mL+9g食盐），尽快到医院就诊。典型的糖尿病酮症酸中毒需要尽快静脉滴注胰岛素和大量补液治疗。如果仅有酮症，无明显酸中毒，也可皮下注射胰岛素和补液治疗即可，并针对可能的诱因进行处理。

为防止糖尿病酮症酸中毒发生，要掌握糖尿病的基本知识，如怀疑糖尿病酮症酸中毒，应尽早就诊。坚持合理应用胰岛素和口服降糖药，不可随意减量甚至停药。尽量避免可能诱发糖尿病酮症酸中毒的因素，防止饥饿和暴食，平时多饮水以预防脱水。日常应监测血糖，合并应激情况时应每天监测血糖。

2 高渗状态

高渗状态是糖尿病的严重急性并发症之一，多发生于老年2型糖尿病患者。起病比较隐蔽，相对缓慢，早期有口渴、多饮、多尿、疲乏无力，血糖明显升高，严重者多达33.3mmol/L以上，指尖血糖多显示High。随着脱水加重，出现反应迟钝、表情淡漠，直至意识障碍。查体有脱水，口唇干燥、皮肤弹性差，眼窝塌陷，心率加快，意识模糊甚至昏迷。高渗状态的主要原因是胰岛素相对缺乏。大多数患者仍有一定的残存胰岛 β 细胞功能，这些残存的胰岛 β 细胞功能足以抑制脂肪分解，但不能使葡萄糖的利用正常进行。另外由于老年患者的渴感减弱，饮水量减少，导致脱水严重。因此，大多数患者只有血糖明显升高，明显脱水，而无糖尿病酮症酸中毒。

诱发高渗状态的常见因素有：①应激，如感染、外伤、手术、急性心肌梗死、脑卒中等。②服用大量含糖饮料或大量输入葡萄糖液，大量服用噻嗪类利尿剂。③脱水，因胃肠道疾病所致呕吐、腹泻及大面积烧伤等，导致患者水的摄入量不足或失水过多。

与糖尿病酮症酸中毒的治疗原则相似，高渗状态的治疗主要是大量补液、小剂量胰岛素治疗及处理诱发因素。预防上主要是定期监测血糖，保持良好的血糖控制，主动多饮水，保证充足的水分摄入。如因其他疾病需要利尿或脱水治疗时要监测血糖、血钠和渗透压，发生呕吐、腹泻、烧伤、严重感染等疾病时要保证摄入足够的水分，以防止严重脱水。

3　糖尿病乳酸酸中毒

糖尿病乳酸酸中毒主要发生于长期或过量服用苯乙双胍（降糖灵）并伴有心、肝、肾疾病的老年患者，较少见于服用二甲双胍患者。轻度乳酸酸中毒可仅有乏力、恶心、食欲降低、头晕、嗜睡和呼吸深快。中度至重度乳酸酸中毒可有腹痛、恶心、呕吐、头痛、头昏、疲乏加重、口唇发绀、深大呼吸至潮式呼吸、

糖尿病乳酸酸中毒主要发生于长期或过量服用苯乙双胍（降糖灵）并伴有心、肝、肾疾病的老年患者，罕见于服用二甲双胍的患者。
对伴有肝肾功能不全，或伴有慢性心肺功能不全者的患者禁用双胍类降糖药。

血压下降、严重脱水、意识障碍、四肢反射减弱、肌张力下降、体温下降和瞳孔扩大，最后可导致昏迷及休克。严重乳酸酸中毒死亡率可达50%以上。

临床上如使用双胍类药物的患者出现严重酸中毒表现，但酮体阴性或弱阳性，应注意乳酸酸中毒可能，应马上住院治疗。预防乳酸酸中毒的发生，应严格把握双胍类药物的适应证，对伴有肝肾功能不全，或伴有慢性心肺功能不全的患者禁用双胍类降糖药。需要采用双胍类药物的人群一般首选二甲双胍，在发生急性危重疾病时，应暂停该药。长期使用双胍类药物时，应定期检查肝肾功能和评估心肺功能，如有异常时及时停用。

4　急性感染

急性感染是常见糖尿病急性并发症之一。患者一般抵抗力较

差，特别是血糖控制不佳的患者，容易合并感染，如呼吸道感染、泌尿系统感染、胃肠道感染和皮肤感染等。患者如合并感染，病情发展较快，且易导致血糖进一步升高，严重者可诱发糖尿病酮症酸中毒或糖尿病高渗状态。因此，患者如出现咳嗽、咳痰、尿频、尿急、腹痛、腹泻及发热等感染症状，应及时到医院就诊，尽早接受治疗。

5 低血糖昏迷

在糖尿病治疗的过程会出现低血糖，严重低血糖可能导致低血糖昏迷（详见低血糖相关章节）。在使用降糖药物特别是胰岛素治疗时，应注意规律饮食，定时定量，尽量不在餐前进行剧烈运动；定期监测血糖，如果进餐量明显减少，应注意减少或停

用降糖药物，尽量防止低血糖发生。使用胰岛素治疗的患者身边应携带一些糖类食品，如出现饥饿感、出汗、心慌、头晕等症状时，要想到可能是发生低血糖了，应及时测血糖，及时进食以纠正低血糖。如反复有低血糖反应应尽快到医院就诊，在内分泌专科医生的指导下调整降糖方案。患者的家属应了解低血糖的表现和处理，以便在患者出现低血糖时可尽快处理。

2

糖尿病患者如何防治冠心病

举例

老李，60岁。5年前发现糖尿病、高血压，平时靠饮食、运动控制血糖和血压，一直未正规治疗，自我感觉良好。最近体检发现空腹血糖11mmol/L，血压160/90mmHg。医生让他住院全面检查和治疗，他说应该问题不大，自己没有什么不舒服。住院后检查发现，颈动脉硬化合并狭窄，医生建议进一步行冠状动脉螺旋CT了解有无冠心病。做完CT一看，冠状动脉三条主要血管都狭窄50%～70%，医生诊断为冠心病。老李很纳闷，冠心病不是会有胸痛、胸闷吗？我怎么一点症状都没有，是不是检查出错了？医生跟他解释，其实冠心病有很多种类型，很多患者早期都没有任何症状，特别是在糖尿病患者群里更常见。医生给他认真上了一堂冠心病的课，老李这才恍然大悟。

冠心病是一种由冠状动脉器质性（动脉粥样硬化或动力性血管痉挛）狭窄或阻塞引起的心肌缺血缺氧或心肌坏死（心肌梗死）的心脏病，亦称缺血性心脏病。有些患者认为，冠心病一定会有胸痛的表现，其实不然，有一部分患者在早期甚至中晚期都无明显症状。

1 冠心病的临床类型

冠心病临床上主要分为5种类型：

（1）心绞痛型。表现为胸骨后的压榨性疼痛，闷胀感，伴随明显的焦虑、恐惧，持续3~5分钟。常发散到左侧臂部、肩部及背部等处，多于用力、活动、情绪激动、寒冷、饱餐等增加心肌耗氧量情况下发作，休息和含服硝酸甘油缓解。在老年人中有时候心绞痛不典型，可表现为气紧，晕厥。

根据发作的频率和严重程度分为：稳定型和不稳定型心绞痛。稳定型心绞痛指的是发作1个月以上的劳力性心绞痛，其发作部位、频率、严重程度、持续时间、诱使发作的劳力性大小、能缓解疼痛的硝酸甘油用量较稳定。不稳定型心绞痛指的是原来的稳定型心绞痛发作频率、持续时间、严重程度增加，或者新发作的劳力性心绞痛（发生1个月以内），或静息时发作的心绞痛。不稳定型心绞痛是急性心肌梗死的前兆，一旦发现应立即到医院就诊。

（2）心肌梗死。在冠状动脉病变基础上，发生冠状动脉供血急剧减少或中断，使相应心肌严重而持久地急性缺血所致的部分心肌急性坏死，临床表现为剧烈胸痛，急性循环功能障碍，血清心肌酶和心肌结构蛋白的变化。

（3）缺血性心肌病。因冠状动脉硬化使心肌细胞减少、坏死、心肌纤维化，其特点是心脏扩大，发生心律失常和心力衰竭。

（4）隐匿型或无症状性冠心病。患者有冠状动脉狭窄引起心肌缺血的证据，但无心肌缺血的症状比较常见。

（5）猝死。未发现的冠心病的患者，可能因突发心肌梗死或严重心律失常而出现心搏骤停，迅速死亡。

2 糖尿病患者易患冠心病的原因

糖尿病是冠心病的危险因素之一，被认为是冠心病的等危症。糖尿病患者发生冠心病的概率是非糖尿病患者的 4 倍。为什么糖尿病患者易患冠心病呢？这是因为糖尿病患者常合并高血压、高血脂、肥胖、高龄等导致血管硬化的危险因素，血液黏度较高，易出现冠状动脉粥样硬化，从而导致冠心病的发生。据统计，2 型糖尿病患者合并高血压可达80%以上，合并血脂异常可达70%以上，而糖尿病肾病或视网膜病变者发生冠心病的患病率明显增加。

糖尿病合并冠心病时早期往往较隐匿，多无典型心绞痛表现，部分患者出现无痛性心肌梗死，这类患者因为没有胸痛，容易误诊。如未及时发现，后期往往病情较重，预后较差，死亡率较高，这是因为糖尿病合并冠心病者常有多支血管病变，且狭窄程度较重；糖尿病合并心肌梗死后，梗死面积一般较大，易发生严重的心功能不全、心源性休克甚至猝死。

由于糖尿病合并冠心病的早期常常没有症状，非常容易漏诊。最基本的检查是常规心电图和心脏彩超，但通常无法发现早期的冠心病。明确有无冠心病的最准确检查是进行冠状动脉造影，但冠状动脉造影为有创性检查，且需要一定的技术和平台，在基层医院难以开展。冠状动脉螺旋CT是目前无创性检查中敏感性和特异性最好的，能明显提高冠心病的检出率，建议在高危人群里进行冠状动脉螺旋CT的检查，如CT结果提示冠状

动脉病变较严重，可进一步进行冠状动脉造影，必要时进行介入治疗。

3 糖尿病患者冠心病的预防

患者应如何预防冠心病呢？

全面控制好心血管疾病的危险因素是预防的关键。保持健康的生活方式，低盐低脂饮食，适当运动，控制体重，戒烟限酒，加强血糖控制（糖化血红蛋白至少<7%），控制血压、血脂达标（血压控制在140/80mmHg以下，低密度脂蛋白胆固醇控制在2.6mmol/L以下）。如低密度脂蛋白胆固醇未达标需要加用他汀类药物调脂。在心血管疾病高危人群中（年龄50岁以上的男性或60岁以上女性合并一项危险因素者，危险因素包括心血管疾病家族史、高血压、吸烟、血脂紊乱或蛋白尿）加用阿司匹林抗血小板进行Ⅰ级预防，已有心血管疾病者需要长期口服阿司匹林进行Ⅱ级预防。遗憾的是，在我国2型糖尿病患者中，心血管危险因素

的发生率高但控制率很低。有研究报道，在门诊就诊的2型糖尿病患者，血糖、血压和血脂控制综合达标率仅为5.6%。定期检查心电图、心脏彩超，如危险因素较多，或有冠心病家族史，或有动脉粥样硬化的证据，建议行冠状动脉螺旋CT检查，以便早期发现，早期诊断。

糖尿病患者如已确诊冠心病，则应在心血管科和内分泌科医生的指导下用药，严格控制血糖、血压、血脂，如无禁忌证，应长期服用阿司匹林、他汀类药物，低密度脂蛋白胆固醇应控制在1.8mmol/L以下；戒烟，限制激烈运动，有条件时应考虑行冠状动脉造影检查，如冠状动脉病变较严重，应行介入治疗或冠状动脉搭桥手术治疗。

3

糖尿病患者如何
预防脑血管疾病 **?**

举例

老张，65岁。有糖尿病病史5年，去年发现血压偏高，血糖、血压控制一般，空腹血糖多在8～9mmol/L，自测血压收缩压经常在160mmHg左右，平时自己到药店买药，自己没感觉哪里不舒服，也没定期体检。前几天，老张在外散步时突然出现言语不清，左侧肢体无力、麻木，急呼"120"送到医院，做了头颅核磁共振检查后发现是右侧脑梗死。医生跟他说脑梗死就是脑卒中，跟他平时血糖、血压控制不好有很大关系，老张这时才觉得后悔莫及。

脑血管疾病是指脑血管破裂出血或血栓形

成，引起的以脑部出血性或缺血性损伤症状为主要临床表现的一组疾病，又称脑血管意外或脑卒中，俗称脑中风。其主要表现为偏瘫、失语和各种脑功能障碍，易致残甚至致死。糖尿病易引起脑血管疾病，据统计，有10%～30%的脑血管疾病患者患有糖尿病，患者患缺血性脑血管疾病的风险是正常人的3倍。由于糖尿病起病较隐匿，有一些患者因为脑卒中住院才查出患有糖尿病。患者出现脑卒中一般病情较重，发展迅速，脑血管疾病已成为糖尿病

脑血管疾病是指脑血管破裂出血或血栓形成，引起的以脑部出血性或缺血性损伤症状，以偏瘫、失语和各种脑功能障碍为主要临床表现的一组疾病，易致残甚至致死。

患者死亡的主要原因，死亡率高达20%～30%。糖尿病患者为什么易患脑血管病变？这与糖尿病易导致动脉硬化有关，因为糖尿病患者常合并高血压、高血脂、肥胖、高龄等导致血管硬化的危险因素，血液黏度较高，易出现动脉粥样硬化，从而导致心脑血管病变的发生。

有些患者以为出现脑卒中一定会有偏身瘫或者失语等严重表现，其实不然。很多较轻的"小中风"（病灶较小，并非执行重要的脑功能）可能没有任何症状，或是偶有头晕症状，只是在进行头颅CT或MRI检查的时候被发现。有些也可表现为认知功能下降，出现记忆力变差、反应迟钝等痴呆表现。在糖尿病患者中这一现象更加常见，因为糖尿病并发脑血管病变常常是多发的微动脉硬化，导致多发小缺血灶，很多患者无典型脑卒中表现，除非病情进一步加重，出现大面积的脑梗死。所有患者如果出现上述表现，千万不能掉以轻心，请尽快到医院就诊，必要时进行头颅CT或MRI的检查。

糖尿病性脑血管疾病与其他糖尿病的并发症一样，贵在预防。在无脑血管疾病时，应以预防脑血管病变为主。在糖尿病确诊时，至少应每年检查心脑血管病变的危险因素。与预防冠心病相似，预防脑血管病变的关键在于严格控制脑血管疾病危险因素，包括血压、血脂、血糖等，血压应控制在140/80mmHg以下，首选以ACEI或ARB类降压药，血脂的控制应将降低LDL-C作为最重要的目标。有明确的脑血管疾病者，LDL-C的控制目标是<1.8mmol/L；如果没有已存在的脑血管疾病，LDL-C应控制在<2.6mmol/L，通过生活方式干预不达标者应加用

严格控制脑血管疾病危险因素是预防脑血管病变的关键。血压应控制在140/80mmHg以下，降低LDL-C作为血脂控制的最重要的目标，有明确的脑血管疾病者，LDL-C的控制目标是<1.8mmol/L，如果没有已存在的脑血管疾病，LDL-C应控制在<2.6mmol/L，糖化血红蛋白<7%。

他汀类药物调脂。血糖控制的目标与2013年版2型糖尿病防治指南的控制目标相似（糖化血红蛋白<7%，根据个体情况制定目标）。保持健康的生活方式是达到以上目标的重要措施，如糖尿病饮食，控制饱和脂肪和胆固醇的摄入，增加体力活动，控制体重。

此外，由于糖尿病患者的高凝状态是发生大血管病变的重要原因，服用小剂量阿司匹林抗血小板聚集可有效预防脑卒中、心肌梗死等心脑血管事件。目前建议有心脑血管疾病的患者应常规加用阿司匹林作为心脑血管疾病二级预防的措施；如无心脑血管疾病，年龄50岁以上男性或60岁以上女性合并一项以上的危险因素者（包括心血管疾病家族史、高血压、吸烟、血脂紊乱或蛋白

尿），无明显的药物禁忌，应长期服用小剂量阿司匹林预防心脑血管疾病。如男性年龄50岁以上、女性60岁以上，具有1个以上危险因素，或无心脑血管疾病危险因素的年龄较大患者，可根据医生的临床判断决定是否使用阿司匹林预防心脑血管病变。如阿司匹林过敏、有出血倾向、接受抗凝治疗、活动性胃肠道出血，可选择其他抗血小板药物作为替代治疗药物（如氯吡格雷）。

如已确诊脑血管病变，则应在神经内科和内分泌科医生的指导下用药，严格控制血糖、血压、血脂，戒烟。脑卒中恢复期应积极进行康复锻炼，如无禁忌证，所有患者应使用阿司匹林抗血小板聚集，他汀类药物稳定斑块。

Question

4

什么是糖尿病下肢血管病变 ?

举例

老王，60岁。6年前发现糖尿病、高血压，一直没有重视，不规律服药，自我感觉良好，能吃能走能睡，也没有定期去看医生。最近他觉得两个脚总是发凉，白天走路走多了觉得脚痛，需要休息一段时间才能继续走。他到医院去看病，医生对他说，这个症状叫"间歇性跛行"，是因为双脚的供血不足，可能是糖尿病导致下肢血管硬化引起的，要做些检查看看。老王做了个四肢多普勒血流图和下肢血管彩超，多普勒血流图结果提示肱踝指数（ABI）是0.8，血管彩超提示双下肢动脉粥样硬化，混合性斑块形成并狭窄，足背的血管狭窄约80%。医生最后的诊断为"糖尿病并下肢血管病变"。

1 什么是下肢血管病变?

下肢血管病变主要指下肢动脉病变,尽管不是糖尿病的特异性并发症,但患者发生下肢动脉病变的危险性比非糖尿病人群明显增加,而且病情更严重,预后更差。下肢动脉病变是外周动脉疾病的一个组成成分,表现为下肢动脉的狭窄或闭塞。典型的症状就是间歇性跛行,就是走一段路就会觉得脚痛,需要休息一会儿才能继续走,病情严重时在休

> 间歇性跛行是下肢动脉病变的典型症状。对于50岁以上的糖尿病患者,应常规进行下肢血管病变的筛查,伴有危险因素(如合并心脑血管疾病、血脂异常、高血压、吸烟或糖尿病病程5年以上)的糖尿病患者应该每年筛查1次。

息状态也会出现脚痛。另外一个常见的表现就是觉得双脚发凉,皮温较低。下肢动脉粥样硬化与心脑血管疾病在发病上是类似的,所以它的存在通常提示同时合并冠心病和心脑血管疾病,下肢动脉病变除会导致下肢缺血性溃疡和截肢外,更重要的是这些患者的心脑血管事件发生危险明显增加,病死率非常高。但是,大部分患者并无症状,仅10%~20%的患者有间歇性跛行的表现,因此人们对该疾病的知晓率、治疗率均很低。

对50岁以上的糖尿病患者,应常规进行下肢血管病变的筛查,伴有危险因素(如合并心脑血管疾病、血脂异常、高血压、吸烟或糖尿病病程5年以上)的患者应该每年筛查1次。目前推荐用ABI筛查,如果ABI≤0.9,可诊断下肢动脉硬化;如有运动不

适且ABI≥0.9，如踏车运动后ABI下降15%～20%，应该诊断下肢动脉硬化。

2 糖尿病性下肢动脉硬化的治疗

糖尿病性下肢动脉硬化的治疗主要分为3部分：一级预防，即防止或延缓其发生；二级预防，即缓解症状，延缓其进展；三级预防，血运重建，降低截肢和心脑血管疾病发生率。古人说，上医治未病，预防或延缓其发生更加重要。

一级预防主要是控制导致下肢动脉硬化发生的危险因素，纠正不良生活方式，如戒烟、限酒、控制体重，严格控制血糖、血压、血脂等。年龄50岁以上的糖尿病患者，如合并1个以上的心血管疾病危险因素者，又无禁忌药物，都应该服用阿司匹林预防心血管疾病。二级预防是在一级预防的基础上，加用阿司匹林抗血小板聚集，他汀类药物调脂，稳定斑块，降压药物及抗凝药物治疗。对间歇性跛行患者，可使用血管扩张药物治疗，如胰激肽原酶、前列地尔及西洛他唑等。三级预防，针对慢性严重肢体缺血患者，临床上表现为静息痛或缺血性溃疡，在保守治疗无效时，需行外科手术治疗或血管介入治疗。如患者不符合血运重建手术的指征，可考虑药物保守治疗；当出现不能耐受的疼痛、肢体坏死或感染扩散时，则考虑行截肢手术。

5

糖尿病患者
如何呵护眼睛

举例

老孙，66岁。患有糖尿病13年，无高血压史，平时口服降糖药治疗，血糖控制一般，偶测空腹血糖8～10mmol/L，餐后血糖多在12～14mmol/L，近期觉得视力下降、视物模糊。前两天到医院就诊，做了眼底检查，显示眼底出血和多处渗出病灶，考虑是糖尿病视网膜病变。医生叮嘱他一定要好好控制血糖，开了一些活血化瘀和改善微循环的药物，嘱定期复查。

像老孙这样的情况非常常见，糖尿病视网膜病变是糖尿病严重的慢性并发症之一，是导致患者失明的主要原因。糖尿病的患病时间越长，发生糖尿病视网膜病变的概率就越高。据统计，病程5~9年的患者约10%发生视网膜病变；病程超过15年的患者约50%发生视网膜病变；病程超过25年的患者有80%~90%发生视网膜病变，约有3%会因视网膜病变导致严重的视觉损伤。糖尿病视网膜病变的危险因素除病程外，还包括高血糖、高血压、血脂紊乱、妊娠及糖尿病肾病等。

糖尿病视网膜病变是导致失明的主要原因，病程、高血糖、高血压、血脂紊乱、妊娠等是视网膜病变的危险因素。

早期筛查，早期治疗是关键。轻度病变患者建议每年进行1次眼科检查，重度患者需每3~6个月检查1次。

1 糖尿病视网膜病变

通常情况下早期糖尿病视网膜病变常无自觉症状，随着病情的进展可有不同程度的视力减退，眼前黑影，或视物变形，甚至失明。很多患者总认为自己视力正常，就不会有视网膜病变，其实不然。轻到中度的视网膜病变一般不导致视力明显下降，等患者真有明显视力下降时，可能已出现严重并发症。中晚期的糖尿病视网膜病变治疗效果欠佳，早期治疗视网膜病变非常关键，所以早期筛查视网膜病变很重要。2型糖尿病患者由于起病隐匿，很多患者在诊断时已存在较长时间的高血糖，部分患者在诊断糖尿病时已并发严重视网膜病变，因此在确诊后应尽快进行眼底检查筛查视网膜病变。如无糖尿病视网膜病变者推荐1~2年应进行1次眼底检查。

根据视网膜病变的程度，一般把糖尿病视网膜病变分为两大类型，即非增殖型和增殖型，其中增殖型的危害更大。非增殖型病变在进行眼底检查时，可见视网膜血管膨胀、微动脉瘤、出血及视网膜浮肿等表现。如上述病变进一步发展，可进展为增殖期视网膜病变。眼底检查时可见到视网膜上有新生血管形成，新生血管容易破裂导致眼底大量出血、出血机化，最终导致视网膜的脱落甚至失明。轻度视网膜病变患者建议每年进行1次眼科检查，重度视网膜病变患者需每3~6个月检查1次。

2 糖尿病患者其他眼部疾病

糖尿病患者除了易并发视网膜病变，其他眼部的疾病如青光眼、白内障、视网膜血管阻塞及缺血性视神经病变等发生率也明显增加。患者视物模糊的常见原因有糖尿病视网膜病、屈光改变（近视、远视、老视）和白内障。屈光改变多发生于50岁以上的患者，血糖剧烈波动时，可出现视力变化。血糖升高过程中可发生近视，血糖降低过程中可发生远视或老视加重。因此，视物模糊并不一定是视网膜病变引起，视力正常也不能排除糖尿病视网膜病变。如果出现视物模糊、视力下降或其他眼部不适，应尽早到眼科就诊，及时处理。如无不适，每年也应定期进行眼底的检查，以发现早期糖尿病视网膜病变。值得重视的是，存在糖尿病视网膜病变的患者往往也存在糖尿病肾病及周围神经病变等微血管并发症，应进行相关并发症的全面筛查。

3 糖尿病视网膜病变的治疗

糖尿病视网膜病变的治疗需要综合治疗才能有效阻止病情的进展。要保持良好的生活方式，戒烟限酒，避免过长时间使用手机或电脑。良好地控制血糖、血压和血脂是预防或延缓视网膜病变进展的关键。此外，可选用一些改善微循环的药物如羟苯磺酸钙、复方血栓通和胰激肽原酶等。需要注意的是，糖尿病患者视网膜病变不是使用阿司匹林的禁忌证，阿司匹林不会增加视网膜出血的危险。比较严重的糖尿病视网膜病变患者需要眼科专科医生进一步处理，高危增殖型视网膜病变、黄斑水肿，以及部分重度非增殖型视网膜病变患者需要进行激光治疗，玻璃体积血、视网膜脱离等严重情况需要进行眼科手术治疗。

眼睛是心灵的窗户。各位患者，为了窗户能一直保持明亮，请好好呵护你的眼睛！

Question

6

糖尿病周围神经病变有哪些表现 ？

　　糖尿病周围神经病变是糖尿病最常见的慢性并发症之一，周围神经病变与长期高血糖及微血管病变有关，可表现为对称性的手套样或袜套样感觉障碍，如麻木、疼痛、感觉异常、灼热感，后期可表现为感觉减退甚至消失。

　　糖尿病周围神经病变早期症状以疼痛和感觉异常为主，多为对称的，下肢症状比上肢更常见，感觉异常有麻木、蚁爬、虫咬、发凉、灼热、电击样感觉，以四肢末端较明显，患者有穿袜子与戴手套样感觉。较严重的患者可出现下肢关节痛及溃疡。痛呈刺痛、烧灼痛，昼轻夜重。有些出现触觉过敏，如果影响了运动神经，肌力

131

常有不同程度的减退，晚期出现肌萎缩。周围神经病变一般以双侧、对称多见，但也可单侧、不对称。多数患者症状常伴有焦虑、抑郁情绪，严重时影响睡眠和日常工作，生活质量明显下降，甚至部分患者因严重神经病变产生轻生念头。

除了上述的症状，有些患者还可表现为自主神经病变，如胃轻瘫、尿潴留、顽固的便秘或腹泻、出汗异常、心悸或心动过缓等。以下是糖尿病自主神经病变的典型表现。

1 胃肠自主神经病变

糖尿病患者可并发胃肠自主神经病变，多表现为胃轻瘫或肠功能紊乱。胃轻瘫多表现为反复恶心、呕吐和腹部不适感等，进食后明显。主要是胃排空减慢，食物潴留在胃中的时间较长。有15%~20%并发肠功能紊乱或肠麻痹者，可出现上腹不适、饱胀感、胃排空延迟，腹泻便秘交替等，严重影响患者日常生活。

2 尿潴留

糖尿病可导致控制排尿的神经出现问题，表现为排尿困难，甚至尿失禁。糖尿病导致的排尿障碍，又称为"糖尿病神经源性膀胱病"，其症状主要表现为下腹胀、尿急、尿频、尿不尽感、排尿时间延长、排尿中断，症状与前列腺增生或老年性尿失禁相似。其易诱发尿路感染及肾脏并发症，严重影响患者的生活质量。尽管糖尿病神经源性膀胱是糖尿病的并发症，但它与糖尿病的严重程度并不相称，有的患者就是因为排尿障碍就诊才发现糖尿病，所以很容易误诊。

糖尿病神经源性膀胱临床分3种类型：①膀胱逼尿肌无力引起尿潴留，表现为下腹膨胀、排尿困难，残余在膀胱的尿量可达数百毫升。②膀胱括约肌功能失控引起尿失禁，表现为尿急、尿频、尿不尽感。③膀胱逼尿肌与括约肌不协调引起的排尿障碍，主要表现为排尿时间延长，排尿中断等。

3 心脏自主神经改变

早期多表现为心率变化较大，休息时心率增快，心律不齐，中晚期可出现体位性低血压，从卧位起立时，收缩压下降 > 30 mmHg和（或）舒张压下降 > 20mmHg。严重者常出现无痛性心肌梗死。由于自主神经损害，即使有严重的心肌缺血，也不会有心绞痛发作，约40%的糖尿病心脏病出现无疼痛性心肌梗死，可导致严重心律失常、心力衰竭、心源性休克，甚至猝死。

4 男性阳痿

即阴茎勃起功能障碍，是男性糖尿病患者很常见的自主神经病变表现。据统计，其发生率为35%～75%，比非糖尿病男性高3倍，在超过5年的男性患者其发生率明显增高，有一部分患者因性功能障碍或不育就诊才发现糖尿病。男性患者一旦出现阳痿，对自己和配偶会造成巨大的影响。很多男性患者会出现性欲减退，进一步加重阳痿。由于糖尿病发病越来越年轻化，很多男性发病时正处于青壮年期，配偶可能处于需求旺盛时期，导致夫妻生活质量直接受到影响，甚至严重影响婚姻关系。

很多人由于好面子，或认为阳痿不可治疗，常常不主动就医，延误了治疗。如果配偶缺乏对糖尿病的了解，默认夫妻性生活减少的事实，甚至误认为性生活可能影响患者的健康，就不会主动要求患者去治疗阳痿。在此应提醒广大男性患者，如果发现自己对性生活的兴趣明显减少，甚至没有性生活的欲望，或即使存在性生活的欲望，但经常"力不从心"，应尽快到医院男性科就诊，及时接受治疗。严格控制好血糖、血压、血脂可以明显减少阳痿的发病，所以关键还是管理好糖尿病，以预防糖尿病对性功能的损害。

5 汗腺神经病变

出汗异常，如下肢无汗，上肢或局部多汗。因此，糖尿病周围神经病变可表现为各种各样的症状，千万不能掉以轻心，如果有上述症状，一定要及时到医院就诊，争取早期发现，早期诊治。

糖尿病周围神经病变的预防跟糖尿病其他慢性并发症的预防一样：首先要严格控制好血糖，这是防治糖尿病周围神经病变的基础；其次要戒烟、限酒，养成健康的生活方式；最后要定期筛查，做到早期防治。

糖尿病周围神经病变的治疗也需要综合治疗：

（1）有效的血糖控制：控制血糖是防治糖尿病周围神经病变的基础。

（2）药物治疗：改善糖尿病周围神经病变的不适症状，如缓解疼痛、麻木等，严重的患者需要服用抗抑郁药或抗癫痫药物以减轻症状。

（3）改善微循环，营养神经：扩张血管、改善血黏度，以及使用某些活血化瘀的中药等。

（4）神经阻滞疗法：对部分常规治疗效果欠佳的，可行神经阻滞治疗。

（5）其他辅助治疗：如休息及心理治疗。

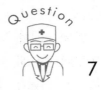

7

糖尿病会影响口腔吗 ？

糖尿病患者在平常生活中，相对来说比较重视饮食、运动、用药等方面，经过主动或被动的学习，部分患者对于糖尿病肾病、糖尿病视网膜病变、糖尿病神经病变和糖尿病足等常见并发症等也有一定了解，却常常容易忽视糖尿病相关的口腔健康问题。事实上，糖尿病是一种可影响包括口腔等多个部位在内的全身性疾病，因此，患者在注重降糖

> 糖尿病患者最容易出现的6大口腔疾病包括牙周感染、牙槽骨骨质疏松、牙齿松动、龋病、鹅口疮、颌面疖痈。

的同时，也应该关注自身的口腔健康。

糖尿病人群中受口腔问题困扰的患者众多，临床上一个非常有趣的现象是，就诊于牙科诊所的患者常常被诊断为糖尿病前期或糖尿病。糖尿病状态下，唾液分泌量减少且糖分升高，口腔内的牙龈及牙周组织容易发生感染，牙石、牙龈炎、龋齿（即蛀牙）等发病率也会显著增加。对于经常出现上述口腔问题的朋友，需要警惕是否有可能患有糖尿病。糖尿病患者最容易出现的6大口腔疾病包括：

1 牙周感染

据统计，糖尿病患者牙周感染的风险比非糖尿病患者高2～3倍。主要原因是患者口腔防护功能下降，表现为牙龈充血、肿胀、口腔有异味，个别牙或全部牙疼痛或压痛，严重者导致牙周脓肿，甚至发生牙齿松动或移位，感染反过来又刺激血糖升高，导致糖尿病加重。血糖控制越不佳，牙周炎的严重程度越高。

2 牙槽骨骨质疏松

糖尿病特别是2型糖尿病常见并发症为全身性骨质疏松，部分患者仅局限于牙槽骨。发病初期，患者无明显症状，主要表现为牙齿周围上下颌骨骨密度下降，牙槽骨骨质吸收十分明显，部分牙齿松动，咬合困难，吃饭时咬合无力，吃东西嚼不碎，有些牙根暴露，牙龈萎缩。定期口腔检查，通过牙槽骨摄片早期可发现骨质变化。

3 牙齿松动

牙龈炎、牙周炎等慢性破坏性病变，尤其是牙槽骨质吸收，常常影响牙齿的稳固性，造成牙齿松动、移位或上下颌骨错位，严重者引起牙齿脱落。患者牙齿松动呈多发性相继松动，并且进展较慢，但松动程度却逐渐加重。因此，早期可能不被注意，一旦到了晚期，牙齿松动越发严重，不仅影响人体健康，丧失咀嚼功能，而且会影响到容貌。

4 龋病

由于患者唾液质和量都发生了变化，口腔的自洁能力有所下降，助长了菌斑的形成，并黏附在牙齿表面，从而导致龋齿的形成。此外患者唾液的酸度增加，也十分利于龋菌的生长。有龋病后，对冷热刺激敏感、感觉疼痛。

5 鹅口疮

鹅口疮是由真菌（即白色念珠菌）感染引起的一种口腔黏膜疾病。糖尿病患者、老年人、婴儿或身体虚弱者容易感染。临床表现为口腔内颊、舌、上腭等部位出现乳白色或灰白色的斑膜，不易除去，其周围有较窄的红晕，界限清楚。除去斑膜，下面是红色的糜烂面，故称为伪膜。同时还有疼痛及口腔炎症状。

6 颌面疖痈

龋齿和牙周组织发生的感染极易波及颌骨及颌周软组织，出现颌面部疖痈。尤其是发生在两侧口角至鼻根部位称之为"危险三角区"内，最易引起颅内感染、败血症、脓毒症等全身并发症，危及生命。

除了上述常见的口腔问题，糖尿病引起的口腔并发症仍有许多，高血糖状态容易并发上述口腔问题，牙周感染等口腔问题也会使得血糖难以控制，两者之间可形成恶性循环。因此，对于广大糖尿病患者，在控制血糖的同时，应加强日常口腔护理，预防口腔疾患，如果反复出现牙齿不适，除了应该及时去牙科就诊外，必要时应就诊于内分泌科明确是否患有糖尿病。

患者经常抱怨的是，得了糖尿病就得饮食控制，这个不能吃那个不能吃，生活没了滋味。试想，糖尿病已经让你吃东西少了很多选择，如果再加上一副坏牙，吃饭的问题就变得更令人沮丧了。因此患者更要关注口腔的健康，要比平常人对口腔多一份照顾。

> 控制好血糖，保持正确的刷牙习惯和方式，定期洗牙，每半年到1年洗1次牙，定期到口腔科进行牙齿保健是糖尿病患者保护口腔的主要手段。

7 糖尿病患者保护口腔的方法

为了更好地保护口腔，首先，最重要的是控制好血糖，血糖是一切并发症滋生的源头，血糖不正常时抵抗力差，容易造成口腔感染，而且伤口及感染难以自愈，控制血糖是一切治疗活动的基础。其次，日常生活中需要有正确的刷牙习惯和方式。勤刷牙，至少早晚各刷1次牙，要使用软毛且里端是圆的牙刷，动作轻柔，让刷毛与牙龈线倾斜成45°，还要刷咀嚼面及舌头上面的粗糙面。患者在饭后或吃了酸、甜的食物之后，可以用盐开水、苏打水或清水漱口，因为弱碱性水能纠正口腔内偏酸的环境，抑制细菌、真菌生长，防止龋齿和真菌感染。勿用手指或牙签剔除牙缝残留物，以避免感染。牙科医生推荐每周至少2次用牙线清洁牙齿，这也是保持牙齿清洁的好方法。

还有就是建议定期洗牙，每半年到1年洗1次牙，以清除牙石、牙垢，不给细菌、真菌等致病菌藏匿、滋生的机会。定期至口腔科进行牙齿保健，建议每3～6个月在专业牙科医生的指导下进行口腔检查，包括黏膜、牙龈、牙齿，不要等到出现问题才引起重视，这样往往牙齿的损伤已经较严重。一旦出现反复牙龈出血、红肿、牙齿松动、持续口臭等严重口腔问题时，不要拖延，及时就医。

　　世界卫生组织对于口腔健康设定的标准是：牙齿清洁，无龋洞、无疼痛感，牙龈颜色正常，无出血现象。糖尿病患者特别是病程较长的患者，可以参考上述的标准对自己牙齿情况进行初步的评估，除了平常生活要多注意外，还要定期至口腔科进行牙齿保健，不要让糖尿病侵蚀我们的好牙。

8

糖尿病患者皮肤
会出现哪些问题 **?**

　　临床工作中对年纪较大的患者进行身体检查时，经常会发现他们的身体很多地方的皮肤出现色素沉着斑，但并不是我们所谓的老年斑。其实这些色素沉着就是糖尿病皮肤病变，而且出现这些糖尿病皮肤病变的患者，往往也伴随着周围神经病变，很多人是因为手脚麻木等症状来看医生才发现糖尿病皮肤病变，可见这个问题平时不易引起患者注意。

1　皮肤感染

　　皮肤位于身体的最外层，不要小看它的作用！皮肤是人体的第一道防线，具有吸收、感觉、排汗、免疫等多种功能，因此皮肤发挥正常功能是非常重要的，但患者却常常伴有各种各样的皮肤问题。随着全球范围内糖尿病的发病率不断升高，患者常出现各种皮肤表现，如慢性溃疡、瘙痒症。尤其要引起重视的是皮肤感染，它又包括真菌感染和细菌感染，这些皮肤病可对患者的健康产生不同程度的影响。

糖尿病患者常有疖、痈、睑腺炎等细菌感染和手癣、足癣、甲癣（灰指甲）、阴道炎等真菌感染引起的皮肤问题。要积极抗感染治疗，控制感染，防止扩散。

患者皮肤的细菌感染通常有疖、痈、睑腺炎等多种表现形式，多由葡萄球菌感染所引起的，其中疖好发于发根摩擦部位，痈好发于颈、项、背、大腿，睑腺炎则是眼睑的腺体发生感染。

患者皮肤的真菌感染多表现癣症和阴道感染，癣症包括手癣、足癣、甲癣（灰指甲）、体癣、股癣。患糖尿病后，体内糖代谢紊乱，血糖升高，阴道上皮细胞内糖原含量增加，阴道内的酸度也增加，这种改变适宜真菌（念珠菌）的生长繁殖。当出现阴道炎时，最常见的症状就是外阴瘙痒，白带明显增多，某些患者可因"外阴感染"就诊而发现糖尿病。当患者出现上述皮肤细菌及真菌感染时应尽早就医，配合医生积极抗感染治疗，否则容易导致感染扩散进而更加难以控制。

2 由糖尿病并发症引起的皮肤改变

糖尿病周围神经病变引起的皮肤改变

除了皮肤感染，糖尿病还可引起多种皮肤病变，包括由糖尿病神经病变和糖尿病周围血管病变引起的皮肤改变。皮肤瘙痒症、无汗症等即为糖尿病神经病变引起的改变，其中皮肤瘙痒症是糖尿病的起病症状之一，多见于高龄糖尿病患者，发病部位不定，发病程度、时间也不一致，可以是全身泛发性瘙痒，也可以是局限性的瘙痒，主要见于外阴或肛门周围。特别是女性外阴瘙痒更为多见，当出现顽固性的皮肤瘙痒或女性外阴瘙痒时，应常规检查尿糖。此外，糖尿病也可出现皮肤干燥，特别是小腿伸侧有小皱褶状表浅性干燥破裂，同时伴无汗症，出现这种情况应定期涂抹护肤品保持皮肤湿润，避免抓挠以造成对干燥和瘙痒皮肤的刺激，避免过于频繁的洗澡，必要时应在医生的指导下适当使用止痒药物。

🩺 糖尿病血管病变引起的皮肤改变

糖尿病血管病变引起的下肢供血不足可引起皮肤颜色苍白或发绀、皮温低、皮肤薄而光滑等情况，严重时可出现下肢特别是足部溃疡、皮肤溃烂及坏疽等，当溃疡拖延或久久不愈时，可引起截肢。胫前色素沉着斑也是糖尿病常见的皮肤表现，在早期可表现为小而扁

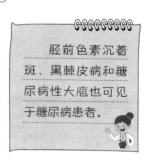

胫前色素沉着斑、黑棘皮病和糖尿病性大疱也可见于糖尿病患者。

平的、无痛性暗红色丘疹，散开分布，几周后可进展为萎缩的、不规则的直径为5～12mm的斑片状褐色色素沉着，常呈线形排列或成群或单个的反复出现，多见于双下肢胫前皮肤、前臂、大腿前方、脚部等部位，易出现于骨性突起上面，这种糖尿病皮肤改变多无须特殊处理。

3 黑棘皮病和糖尿病性大疱

黑棘皮病和糖尿病性大疱也可见于患者。黑棘皮病是一种皮肤多度角化、增厚、色素过度沉着甚至呈疣状突起的病变，其特征为中到深褐色表皮增厚的融合区域，最常发生于腋窝、颈部、腹股沟及摩擦部位，但也可见于膝、肘、指关节的伸侧。黑棘皮病可能与遗传、肥胖、内分泌病、胰岛素抵抗相关。一

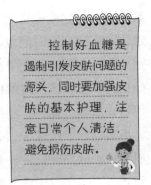

控制好血糖是遏制引发皮肤问题的源头，同时要加强皮肤的基本护理，注意日常个人清洁，避免损伤皮肤。

般来说，糖尿病患者特别是肥胖的患者，若能控制体重下降，黑棘皮颜色可能消退。糖尿病性大疱则相对比较少见，一般多发生于患病时间长、病情控制较差和全身营养状况不佳的糖尿病患者，损害多见于四肢末端，尤其好发于小腿与足部，表现为多发性水疱，边缘清楚，疱壁紧张，疱周围皮肤正常，患者常无明显自觉症状，水疱容易出现破溃，几周后常常可以自发缓解。

4 日常生活注意预防皮肤问题

糖尿病导致的皮肤问题，早期容易被忽略，但是一旦出现较严重病变也是相当麻烦，会给生活造成诸多不便。因此对于患者而言，首先应控制好血糖，遏制引发皮肤问题的源头。日常生活中应加强皮肤的基本护理，保持皮肤清洁和滋润，但足趾间、腋窝、腹股沟等局部皮肤应保持干燥；患者还应勤洗澡、勤更换内衣，洗澡时注意水温，不可过热，温热水即可；香皂选用中性碱性不可太强，内衣要选择棉质的、宽松及透气性好的；平常还应勤剪指甲，剪指甲时不要剪得太深，避免伤到皮肤；外出应适

当防护，避免阳光暴晒；女性患者可选择符合自己具体情况的化妆品，防止因此造成的毛孔堵塞，引起疖、痈；男性患者在刮脸时要防止刮破皮肤造成感染。总体而言，这些注意事项对于患者的生活习惯、个人卫生等要求较高，但却是行之有效的方法。

肝肾功能受损时该 如何降糖**?**

　　在很多人的观念中，吃药容易伤肝肾，特别是西药，"是药三分毒"的思想更是扎根于人们的脑海中。因此，很多患者在面对医生时，都希望能不吃药就不吃药，或者觉得要吃药了就意味着病情比较重了。

　　所谓的伤肝肾，就是吃药前肝肾功能是正常的，吃药后再复查肝肾功能变差了，或是原来肝肾功能有一定的损害，在用药后，肝肾功能进一步恶化。肝脏是人体重要的解毒、代谢器官，肾脏则是排毒器官，解毒和排毒就是它们的天职，所有进入胃肠道、血液的物质均需要经过肝脏进行代谢、分解，最后代谢产物经过肾脏从尿排出（部分经过胆道从肠道排泄，亦有不吸收入血直接从胃肠道排泄的）。大部分的药物均需要经过肝脏代谢、肾脏排泄，在肝肾功能原本正常的患者，使用治疗剂量的药物均是安全的。每一个药物在正式进入临床、在患者身上使用前，均需要经过严格的体外实验（动物实验）、健康人的试验等一系列的研究、审批，进入临床后也需严格的监控不良反应，特别是严重的不良反应。因此，只要是经过国家食品药品监督管理总局审批通过的药物，安全性是有保证的，大可不必闻药色变。如果不是正规厂家生产的、未经过国家食品药品监督管理总局审批通过的药物则不在此列。

当然，部分药物最常见的不良反应是对肝肾功能的影响，特别是肝功能，但一般来说发生率比较低，或影响比较小，不影响药物的继续使用，或经过一般的护肝治疗后即可恢复正常。偶可见到发生严重不良反应的报道，但这种概率是非常低的。如果确实有严重的毒副作用，这种药会被召回并禁止使用。

口服降糖药物对肝肾功能原本正常的患者使用治疗剂量时，一般来说都是安全的。需要注意的有以下几点：

（1）二甲双胍在活动性肝炎、肝功能不全的患者禁用，脂肪肝引起的转氨酶轻度升高使用二甲双胍则有益而无害；在肾功能不全患者（肌酐清除率<45mL/min，可经过肾核素扫描检查得到）亦不合适使用。

（2）磺脲类引起肝肾功能的损害少见，但对于肝肾功能不全的患者需注意减量，以免药物蓄积引起低血糖的发生，其中格列喹酮可以在轻中度肾功能不全的患者中使用。非磺脲类药物的餐时胰岛素促泌剂格列奈类在肾功能不全的患者中也是可以使用的。

（3）糖苷酶抑制剂药物入血非常少，基本直接在胃肠道排泄，一般不影响肝肾功能，但在重度肝肾功能不全的患者仍不建议使用。

（4）噻唑烷二酮类，有活动性肝炎、心功能不全、水肿的患者亦不建议使用。

如果您的肝肾功能已达到重度的损伤，则适合使用的口服药物非常有限，此时则建议使用胰岛素来控制血糖，以免加重肝肾功能的损坏或引起其他的不良反应。

10

糖尿病影响了
肾脏，怎么办

举例

老赵，68岁。患有糖尿病、高血压10多年，平时血糖控制不太好，就服用二甲双胍降糖，空腹血糖多在8～10mmol/L，餐后血糖经常超过10mmol/L，血压也经常在150/90mmHg以上。最近他觉得经常腰部酸胀，夜尿比以前多了，每天晚上2～3次，排小便时泡沫较多。到医院就诊，检查尿常规显示蛋白阳性，尿微量白蛋白肌酐比值为350mg/g，医生诊断他"糖尿病肾病"，让他赶紧好好治疗，他这才开始重视起来。

像老赵这样的例子并不少见，糖尿病肾病是患者中较常见且严重的慢性并发症，是微血管并

发症之一，其发病主要与血糖控制不佳
有关。肾脏像一个双面的筛子，一面把
体内的代谢废物从尿中排出，对需要的
糖、蛋白质、电解质又从筛孔的另一面
吸收。糖尿病肾病是肾脏的基本工作
单位——肾小球出了问题：筛孔变大

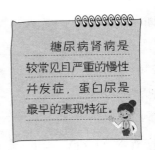

糖尿病肾病是
较常见且严重的慢性
并发症，蛋白尿是
最早的表现特征。

了，筛孔的重吸收功能也受到损伤，蛋白质从筛孔漏出，随着糖
尿病病程的延长，蛋白质从尿里丢失得越来越多，肾脏功能越来
越差，最后发生肾功能衰竭，这时患者可表现为全身水肿、血压
升高、贫血、尿量明显减少甚至无尿，出现恶心、呕吐，不能进
食，精神很差，甚至昏迷。糖尿病并发肾功能衰竭是患者死亡的
重要原因。

糖尿病肾病是终末期肾病的一大病因，在病程较长的糖尿病
人群中患病率可达1/3以上。其危害不容忽视。患者的肾损害是缓
慢发展、逐渐进展的过程，早期多无明显的症状，多表现为间歇
性或持续性的蛋白尿，部分患者可表现为小便的泡沫比较多，逐
渐出现肾功能损害、高血压、水肿，最后病情进展至晚期，出现
严重肾功能衰竭、尿毒症，是患者主要死亡原因之一。

1 糖尿病肾病的分期与症状

经典的糖尿病肾病分为5期：Ⅰ期为肾小球高滤过期，以肾
小球滤过率（GFR）增高和肾体积增大为特征，肾血流量和肾小
球毛细血管灌注压及内压均增高。Ⅱ期为正常白蛋白尿期，这
期尿白蛋白排出率正常（$<20\mu g/min$或$<30mg/24h$），运动后
可暂时增高，休息后可恢复，GFR多高于正常并与血糖水平一
致。通常Ⅰ期、Ⅱ期临床医生很难诊断。Ⅲ期为早期糖尿病肾病

期，主要表现为尿白蛋白排出率持续高于20~200μg/min（相当于30~300mg/24h）。Ⅳ期为临床糖尿病肾病期或显性糖尿病肾病期，这一期的特点是大量白蛋白尿，尿白蛋白排出率>200μg/min或持续尿蛋白每天>0.5g，为非选择性蛋白尿，血压增高。这一时期肾功能开始进行性下降。Ⅴ期为肾功能衰竭期，血肌酐和尿素氮增高，伴严重的高血压、低蛋白血症和水肿，发展至终末期肾病。

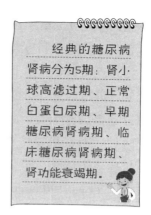

经典的糖尿病肾病分为5期：肾小球高滤过期、正常白蛋白尿期、早期糖尿病肾病期、临床糖尿病肾病期、肾功能衰竭期。

由于糖尿病肾病早期无症状，最早的表现通常以蛋白尿为特征，因此需要通过尿蛋白定量来进行早期诊断。2型糖尿病患者确诊后即需要进行尿微量白蛋白的检测，目前建议用尿微量白蛋白肌酐比值来筛查糖尿病肾病，如非同天两次尿微量白蛋白肌酐比值升高，排除尿路感染、发热、高血糖状态等影响因素后，并排除其他肾小球疾病后可考虑诊断为糖尿病肾病。需要注意的是，糖尿病肾病是糖尿病微血管并发症之一，如果诊断为糖尿病肾病，通常可能也同时存在糖尿病视网膜病变和周围神经病变等微血管并发症，需要进行其他并发症的全面筛查。同时，糖尿病肾病也是心脑血管疾病的高危人群，大多数糖尿病肾病患者的死亡原因是脑卒中、心肌梗死等心脑血管并发症，应重视心脑血管疾病危险因素的全面控制。

2 糖尿病肾病该如何治疗？

糖尿病肾病需要综合治疗：①严格控制血糖。血糖控制不佳可加快糖尿病肾病发生发展，严格控制血糖可延缓其发展。②减少蛋白尿。如肌酐不超过3mg/dL，首选应用降尿蛋白的药物如雷米普利、贝纳普利等血管紧张素转换酶抑制剂，或者缬沙坦、厄贝沙坦等血管紧张素Ⅱ受体阻断剂，即使血压正常亦应该使用。此外，舒洛地特、贝前列腺素等改善微循环的药物也可减少尿蛋白。③根据肾功能情况适当限制蛋白质摄入量（<0.8g/d），必要时加必需氨基酸或α-酮酸治疗。④严格控制血压、血脂。降压目标应个体化，至少控制在140/80mmHg以下；年轻患者应尽量将血压降到130/80mmHg以下，蛋白尿＞1g/d时，血压可考虑降到125/75mmHg以下，血脂控制首先以LDL-C达标为控制目标，其目标水平同其他人群。⑤应积极控制高尿酸血症。⑥改善血液黏。应用阿司匹林、双嘧达莫等抗血小板聚集药物及某些活血化瘀的中药对改善微血管病变有良好的作用。⑦当病情进展到严重肾衰竭、尿毒症时需替代治疗，也就是血液透析治疗、肾移植治疗等。

糖尿病患者发现
血压高，怎么办 **?**

随着社会的发展，人们生活水平的提高，威胁我们人类健康的除了传染病之外，最重要的就是慢性非传染性疾病，目前这些慢性非传染性疾病主要包括糖尿病、高血压、冠心病等。我国糖尿病的发病率约为9.7%。高血压的发病率国内外报道不一，为30%～80%，也就是说平均10个人里面大概就有1个糖尿病患者和3个高血压患者。对于糖尿病患者而言，发生高血压的概率比正常人更高，有数据显示患者患高血压的风险是正常人的1.7～5倍，我国医院门诊就诊的2型糖尿病患者中约30%伴有高血压，而这些数据正在以令人难以想象的速度继续增加。

高血压和糖尿病有着许多相类似的发病机制，包括遗传、胰岛素抵抗、不健康的生活习惯和环境等多种因素。随着年龄的增加，高血压的发生率也越来越高，而且近年来高血压的发病年龄逐渐呈现年轻化趋势，也就是说越来越多的年轻人被诊断为高血压，尤其是处于35～44岁阶段的中青年；随着肥胖的青少年儿童比例逐渐增加，他们发生糖尿病和高血压的风险均会相应增加。与没有高血压的患者相比，合并高血压的患者更容易出现糖尿病的并发症，包括糖尿病肾病和糖尿病视网膜病变等，也更容易发生心血管疾病、脑卒中等。

在排除可能导致血压短暂升高的原因后，糖尿病患者在非同一天内两次测得血压超过140/90mmHg时，就已经属于高血压了。部分高血压的患者可能会出现头晕、头痛、胸闷、疲劳、心悸等不适的症状，这些症状有时候可以自行缓解，在紧张或劳累的情况下可能会加重；很多患者血压升高往往没有明显不适的感觉，这常常会导致高血压被忽略；部分患者是在就诊糖尿病专科测量血压时发现高血压的；有的患者偶然发现血压升高，但却以为是情绪紧张导致的，事后也没有规律地监测血压，错过了早期诊断和治疗高血压的机会。

随着高血压的进一步发展，心脏、肾脏、大脑等重要的器官在长期高血压的影响下会受到越来越明显的影响，严重时可出现心绞痛、心肌梗死、脑卒中、脑出血等不良后果，甚至很多患者是在出现这些严重的并发症时才发现自己有高血压。因此，可以说高血压是隐形的杀手。为了早一点发现高血压，糖尿病患者在控制血糖的同时，无论有没有不适的感觉都应该定期监测自己的血压，一旦被诊断为高血压后，应该引起充分的重视，在专科医生的指导下对高血压进行规范的治疗。

合并糖尿病的高血压患者的血压控制目标应该比单纯的高血压患者更为严格，收缩压应控制在140mmHg以下，舒张压应控制在80mmHg以下；对于年轻的患者如果还没有出现明显的并发症，可进一步将收缩压控制在130mmHg以下。患者为了更好地管理高血压，日常生活中应该定期监测血压并做好记录，定期就诊于内分泌门诊或心血管科门诊。另外，要保持健康的生活方式，包括适当限制饮食中盐分的摄入量，因为高血压的发生和食物中盐分的摄入密切相关，低盐饮食可以帮助血压下降，正常人一般每天摄入盐量不超过6克，而存在高血压的患者每天摄盐量则应控制在3克以内。还有，在血压允许的范围内还应该进行适量的运动，肥胖的患者应该减肥以维持正常合理的体重，吸烟的患者应该戒烟、限制饮酒，日常生活中还应保持一个良好的心理状态。

患者在进行上述生活方式的改变后血压仍然没有达到控制目标时，应该及时就诊了解是否需要开始使用药物降压治疗。口服降压药物治疗是高血压治疗的重要部分，为了达到降压目标，有时甚至需要使用到两种或两种以上的降压药物。目前市面上的降压药物种类繁多，部分降压药物可能会导致血糖升高，对于患者要优先推荐能够保护肾脏的药物，包括血管紧张素转换酶抑制剂和血管紧张素II受体拮抗剂类药物。然而这两大类药物对于患者

合并糖尿病的高血压患者，收缩压应控制在140mmHg以下，舒张压应控制在80mmHg以下。做好日常血压监测，定期就诊，寻求专科医生的帮助，切忌盲目服药，并保持健康生活方式，低盐饮食。有高血压的糖尿病患者每天摄盐量则应控制在3克以内。

尽管获益良多，但也不是所有的情况下都能使用，在血清肌酐水平过高、高钾血症和双肾动脉狭窄时此类药物应慎用或禁用。可见，糖尿病患者降压药的选择非常慎重。有一些患者发现血压升高后，盲目去药店选用实际上并不适合自己的降压药物，结果导致血压不能良好控制，甚至出现一些与药物相关的不良反应，因此，一经诊断高血压后，应该在专科医生的建议下，选用自己适合的药物。而一些患者虽然患上高血压，但因为没有特别的不适感，常常自行停药或减少用药量，从而导致病情延误或加重，甚至使高血压的并发症提前出现。

事实上，高血压与糖尿病都属于慢性疾病，目前还没有办法完全根治，因此降压药、降糖药的使用都应该是长期甚至是终身的，如果没有经过专科医生的同意而随意停用降压药和降糖药，血压和血糖会很快再次升高。即使用药后血压、血糖已经控制得很正常，也应该在专科医生的建议下适当调整剂量。除了血压本身的控制，血糖的良好控制也非常重要，血糖控制良好时胰岛素抵抗能得到一定程度的改善，这有利于血压的控制。

举例

我们曾碰到过一位女性患者，52岁。最近常常出现头晕，血糖控制也不好，收入内分泌科住院治疗。入院的时候患者否认有高血压病史，入院后多次监测患者的血压，发现患者的血压常常在140～160mmHg至90～100mmHg的水平波动，可见患者已经出现了高血压病，头晕就是高血压的表现之一。但是患者却没有足够的重视，在家里也没有监测血压，后来我们给患者使用了降压药物，她的头晕症状也逐渐好转了。可见，糖尿病的患者应该定期监测血压，尽早发现高血压，当有头晕、头痛等不适症状时应立即就医。

12

糖尿病患者发现
血脂高，怎么办

?

　　目前我国处于经济上升期，随着生活水平的提高，我们的饮食结构也逐渐发生改变，现在我国已由碳水化合物和五谷杂粮为主的饮食结构逐渐向高油脂、高胆固醇和高热量为主的饮食结构过渡。在这种大的社会背景下，患上"三高"的人也越来越多，这"三高"指的就是高血糖、高血压、高血脂。现在越来越多的中老年人也开始注重保健养生，防治"三高"了。与高血糖、高血压的发病趋势相同，高血脂的发病率也逐年增加，而且发病年龄也越来越年轻了。糖尿病患者更容易出现血脂升高，尤其是2型糖尿病患者，血脂升高会大大增加患者发生心脑血管疾病的风险。

血脂是血液中的中性脂肪和类脂成分的总称，其中中性脂肪包括三酯甘油和胆固醇，类脂包括磷脂、糖脂、固醇、类固醇等，这些血脂成分不溶于水，在血浆中可与蛋白质结合以脂蛋白的形式存在。血脂是维持人体细胞代谢的必需物质，例如三酯甘油可参与人体的能量代谢，胆固醇参与类固醇激素和胆汁酸等的合成。人体的血脂水平应该维持在一个合理的范围内，太高或太低都会对健康带来不利的影响。患者常见的血脂异常包括：三酰甘油升高、高密度脂蛋白胆固醇降低和低密度脂蛋白胆固醇升高等，当胆固醇和三酰甘油均升高时称之为混合性高脂血症。所有的血脂异常中以低密度脂蛋白胆固醇升高带来的危害最严重，当低密度脂蛋白胆固醇升高时，血管内容易形成粥样斑块导致动脉粥样硬化，当这些斑块出现破裂、出血时，可导致冠状动脉粥样硬化性心脏病、脑梗死等疾病的发生。

高血脂的患者多数无任何症状或表现，多数是进行生化检查时被发现；少部分高血脂的患者由于脂质局部沉积，可出现脂肪瘤的表现，最常见的是眼睑周围的黄色脂肪瘤。一些患者认为自己的体型并不胖由此认为自己的血脂也不会升高，事实上，血液中的血脂水平与外在的体型没有直接必然的相关性。对于肥胖的患者而言，发生高血脂的概率会略高，但是体型消瘦的患者也常常伴有高血脂，这是因为血脂的水平除了与日常的含脂肪及胆固醇食物的摄入相关外，更多的是受遗传和环境因素相互作用的影响。

糖尿病患者发现自己的血脂升高了也不必过分紧张，治疗高血脂的目的主要在于防治心脑血管疾病的发生，与高血糖、高血压的治疗原则相类似，高血脂的治疗也强调综合治疗。生活方式的干预是首要的基本治疗措施，患者在日常生活中应该养成好的饮食习惯，减少饱和脂肪酸、反式脂肪酸和胆固醇等的摄入，适量运动，维持一个正常的体重，同时应该戒烟限酒，保持健康的心理状态。如果通过饮食和运动仍无法使血脂达到控制的目标值，就需要使用药物进行降脂治疗。针对不同类型的血脂异常可以使用不同的降脂药，目前降低胆固醇最理想的药物主要是一种称为他汀类的药物，他汀类药物不但可以降低总胆固醇和低密度脂蛋白胆固醇水平，还能稳定血管壁上的粥样斑块，预防或减少斑块破裂，进而显著降低急性心肌梗死、脑卒中、猝死等心脑血管疾病的发生。

患者在不同情况下的血脂控制目标不一样，当没有冠心病等心血管疾病时，患者的低密度脂蛋白胆固醇应该控制在2.6mmol/L以下；如果合并有心血管疾病时，低密度脂蛋白胆固醇的控制则要更严格，应该控制在1.8mmo/L以下。此外，患者的三酯甘油应控制在1.7mmo/L以下。患者在服用降脂药物治疗时，一般来说应把降低低密度脂蛋白胆固醇作为首要的目标，但如果患者的三酯甘油水平太高，可能会有

> 糖尿病患者的低密度脂蛋白胆固醇应该控制在2.6mmol/L以下，若合并心血管疾病应控制在1.8mmol/L以下；三酰甘油应控制在1.7mmol/L以下。
>
> 糖尿病患者每年至少检查1次血脂，服用降脂药物的患者应半年至1年复查1次血脂并定期检查肝肾功能、血常规和肌酶等。

发生急性胰腺炎的风险，因此当患者三酯甘油超过11mmol/L的时候，可先在生活方式干预的基础上，优先使用降低三酯甘油的药物以减少发生急性胰腺炎的风险。

患者每年应至少检查1次血脂，正在服用降脂药物的患者，

也应该半年到1年复查1次血脂水平，并定期检查肝肾功能、血常规和肌酶等。高血脂与高血糖、高血压一样，是慢性疾病，患者应该长期服药，服药期间应定期复诊，如果停药，许多患者的血脂很快就会出现上升，降脂治疗最重要的目的是预防心脑血管疾病，也只有长期服用降脂药才能达到这一目的。

举例

张先生，30岁。从事销售行业，体型肥胖，最近因为口干、多饮、多尿、消瘦等在单位体检，发现了糖尿病，后来我科住院治疗。住院期间查患者的血脂明显升高，低密度脂蛋白胆固醇已经到了4.2mmol/L了，三脂甘油也偏高，经过仔细了解患者的生活习惯后，发现患者日常应酬很多，常常大鱼大肉地摄入过多的脂肪，这是患者血脂升高的重要原因之一。在住院期间，嘱咐患者应该低脂清淡饮食，养成良好的生活习惯，接受糖尿病和高脂血症的相关健康教育。当调整饮食、加强运动后，血脂如果仍然偏高，应该开始用药物降脂治疗。

13

遇见无形杀手——
低血糖，怎么办

?

对大多数糖尿病患者而言，在漫长的对抗糖尿病过程中，低血糖从某种程度来说是一件无法避免的事情，尤其是对于老年、肾功能不全和已出现糖尿病并发症的患者，这些患者在降糖过程中应该特别注意低血糖事件。一次严重的低血糖对患者的心、脑、肾等器官造成严重影响，甚至可以抵消患者数年来长期良好地控制血糖所带来的益处。

1 血糖低于多少属于低血糖?

对于非糖尿病患者群来说，低血糖的标准是 <2.8mmol/L；对于糖尿病患者来说，标准变得

不一样，血糖＜3.9mmol/L时就已经属于低血糖了，此时患者对外界的反应能力开始下降。对于低血糖缺乏正确认识或发生低血糖时不能及时处理可能会导致严重的后果，尤其是对于老年患者而言。

2 低血糖时有哪些表现？

低血糖的表现与患者的血糖水平及机体对低血糖的感知能力有关，低血糖时身体可以发出相应的信号，包括饥饿感、头晕、心慌、出汗、全身颤抖、软弱无力、紧张、焦虑、急躁易怒、面色苍白和四肢冰凉等。而严重的低血糖影响到中枢神经系统时，可表现为精神不集中、思维及语

> 糖尿病患者血糖＜3.9mmol/L就属于低血糖，应该立即补充约15g的葡萄糖或含糖食物，可以喝糖水或甜饮料，也可以进食糖果、巧克力和面包等，15分钟后应该再次监测血糖。

言迟钝、嗜睡、视物不清和步态不稳等，严重时可出现行为怪异、幻觉、抽搐和昏迷等表现。部分患者在低血糖时可能没有任何感觉，这种情况称为"无症状性低血糖"，多见于出现糖尿病神经受损的患者、患糖尿病很多年的患者或平时血糖控制太严格的患者，出现无症状性低血糖的患者常常因为感知不到低血糖而出现一些严重的后果，日常生活中更应该注意规律饮食，加强血糖监测频率。另有部分患者出现了上述低血糖的感觉，但是监测血糖并不低，称为相对性的低血糖，这可能是由于患者的血糖以往处于较高的水平，近期血糖下降过快所致。

无论是否有低血糖的症状，当患者血糖<3.9mmo/L时，应该立即补充约15g的葡萄糖或含糖食物，可以喝糖水或甜饮料，也可以进食糖果、巧克力和面包等。15分钟后应该再次监测血糖，如果血糖没有升到正常，可再摄入约15g的葡萄糖。如果仍无改善需及时就医。低血糖被纠正后，如果离下一次进餐的时间还有1个小时以上，可再吃适量的零食。对于出现相对性低血糖的患者，如果监测血糖不低，可以不补充葡萄糖，否则可能会使血糖进一步升高。部分患者出现低血糖的表现，但因条件限制无法及时监测血糖时，也应该立刻进食适量葡萄糖至症状缓解。

如果出现严重的低血糖，需要立即就近寻求周围人群的帮助及呼叫"120"。低血糖发作的时间最可怕的是夜间睡觉的时候，当出现夜间睡觉不安宁，醒来后发现出了很多汗或者头晕、头痛等，应高度警惕有无低血糖发作，并连续监测接下来2天凌晨2~3点的血糖，如果证实确实有低血糖发作，应在睡前适当进食并及时就医调整治疗方案。如果反复出现低血糖，也应该尽早就医了解可能的原因。

糖尿病患者相对正常人更容易出现低血糖，其中大部分是药物引起的低血糖，主要包括磺脲类和非磺脲类胰岛素促泌剂、胰岛素等，在使用这些药物时应从小剂量开始，慢慢加量。当患者进食减少或运动增加、降糖药物用量偏大或空腹饮酒等都会导致低血糖的发生风险增加。

低血糖的发生往往会给患者带来恐惧感，为了预防低血糖的发生，日常生活中应保持比较固定的进食时间、进食量；合理地安排运动，运动前应适当增加碳水化合物的摄入；如果进餐量减少则要相应地提前减少降糖药物或胰岛素剂量；有可能误餐时应提前做好准备，先适量进食一些食物；应避免空腹饮酒，这是由于酒精能直接导致低血糖，无法避免喝酒时应在喝酒前进食一些碳水化合物。此外，患者应随身携带一些糖类食品如糖果，一旦发生低血糖时立即食用；患者还应随身携带病情说明卡，以便应急情况下寻求帮助。当反复出现低血糖时，应在专科医生的协助下积极寻找可能的原因，必要时应适当放宽血糖控制目标。

举例

杨先生，70岁。患有2型糖尿病10多年，主要是因为手脚麻木住院。半年前曾经因为血糖2.2mmol/L送急诊抢救。杨先生近期是使用二甲双胍联合瑞格列奈降糖治疗，住院期间通过多次监测杨先生的血糖，发现他常常有低血糖发作，血糖最低时3.0mmol/L，但是并没有明显的不适感。事实上，杨先生的低血糖属于"无症状性低血糖"，如果不是因为住院期间的频繁血糖监测，可能发现不了他的低血糖。而出现手脚麻木的症状提示患者可能已经有了神经损害，再加上患者年龄偏大，曾经发作过严重的低血糖事件，都可能导致出现无症状性低血糖，其中的降糖药物瑞格列奈是属于非磺脲类胰岛素促泌剂，具有一定的导致低血糖的风险。因此，为了避免再次出现低血糖，我们在住院期间进一步调整了杨先生的降糖方案，出院前杨先生未再出现过低血糖。

14

糖尿病患者手术
时，怎么办

?

糖尿病是一种内科疾病，很多患者难以把糖
尿病与外科手术相联系起来，事实上，糖尿病患
者一生中患上需要外科手术的疾病风险明显高于
正常人，而且糖尿病患者大血管并发症和微血管
并发症在一定程度上会增加这些手术的难度和风
险。与非糖尿病患者相比，糖尿病患者进行外科
手术的住院时间也会相对更长。

患者常见的手术包括糖尿病足清创或截肢手
术、糖尿病视网膜病变相关的手术、白内障等眼
部疾病相关的手术、胆结石手术、支架植入术、
冠状动脉旁路移植术、颅脑手术等。部分人群在
手术前常规检查时才发现自己患有糖尿病，因

此，患者如果需要手术时，了解一些手术前后的相关知识非常必要。

手术对人的身体来说是一种应激，在这种状态下，人体的血糖本身就会升高，应激状态导致的血糖升高使得糖尿病急性并发症的发生风险也相应增加，同时，血糖升高又可导致手术伤口愈合延迟及发生感染的风险增加。当血糖>11.1mmol/L时，机体组织修复能力变弱，手术切口容易裂开，也就是说患者

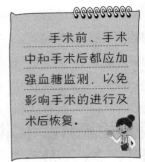

手术前、手术中和手术后都应加强血糖监测，以免影响手术的进行及术后恢复。

手术的风险较正常人相对更高。由此可见，患者手术前、手术中和手术后的血糖控制对手术的成功，手术后的恢复均起着重要的作用，对于需要进行手术的患者在手术前、手术中和手术后都应加强血糖监测。

一般在做手术之前，医生会为患者安排许多全身的检查，除了血压、血脂、血常规、肝肾功能、心电图、胸透等一般的检查之外，还应对可能影响手术的糖尿病相关并发症进行全面的筛查，其中包括糖尿病肾病、糖尿病视网膜病变、糖尿病神经病变、糖尿病大血管及微血管病变等，以综合评估患者的全身状况，以最大限度地减少手术风险，保证手术过程及术后用药的安全。年龄>65岁、糖尿病病史超过5年、空腹血糖>13.9mmol/L、合并心脑血管疾病或糖尿病肾病、手术时间>90分钟及全身麻醉等均是患者手术风险增加的危险因素，这些危险因素越多，发生手术相关并发症的风险也会越高。

对于一些非紧急，可以选择时间来做的手术，术前要求空腹血糖应控制在8mmol/L以下，餐后血糖控制在6.7~10mmol/L即

可。对于手术前依靠饮食控制或小剂量口服降糖药就能将血糖控制良好的患者，如果进行的是半小时至1小时可以完成，并且术后可正常进食的小手术，则在手术当天或手术前一天停用口服降糖药即可。如果进行的是诸如胸腔或腹腔内的手术、开颅手术、截肢、骨折内固定等需要1~2小时以上，术后不能正常进食的大中手术，则

> 糖尿病患者手术风险增加的危险因素有：年龄>65岁、糖尿病病史超过5年、空腹血糖>13.9mmol/L、合并心脑血管疾病或糖尿病肾病、手术时间>90分钟及全身麻醉等。
>
> 择期手术术前要求空腹血糖应控制在8mmol/L以下，餐后血糖控制在6.7~10mmol/L。术后老年患者空腹血糖不应低于4.4mmol/L。

应该在手术前3天停用口服降糖药，改为注射胰岛素治疗，使血糖控制在7.8~10mmol/L。而对于需要紧急手术的患者，术前也需要评估血糖水平及是否存在全身酸碱、水电解质平衡紊乱等，术前应尽可能地纠正存在的代谢紊乱，以保证手术的安全。如果患者在手术前使用口服降糖药，但血糖控制不佳时，则应在术前及时调整为注射胰岛素治疗。

注射胰岛素治疗不仅能更好降低血糖，还能促进手术伤口的愈合。手术后患者根据情况可能需要禁食或流质饮食一段时间，此时仍应该予注射胰岛素来调控血糖，但应注意预防低血糖的发生，尤其是对于老年患者而言，空腹血糖不应<4.4mmol/L。待手术切口愈合以后，可以根据血糖情况逐渐停止注射胰岛素，改为原来的口服药物治疗或者继续注射胰岛素治疗。

举例

我们曾碰到过这样1例患者，女性，50岁。因为腹痛在急诊

科诊断为"胆囊炎"，期间抽血检查发现血糖很高，经过几天的输液后，患者腹痛已经消失了，外科医生建议患者尽快控制好血糖后才能择期进行胆囊切除手术。后患者被收入内分泌科调控血糖治疗，住院期间我们使用胰岛素给患者降糖治疗，为手术做好准备。胆囊切除手术虽然不是很大的手术，但血糖控制可以减少手术并发症，而且可以促进术后伤口的愈合。

对于需要手术的患者，应该在外科及糖尿病专科医生的共同协助下顺利地完成围手术期的诊治。

Question

15

糖尿病合并感染时，怎么办

　　糖尿病患者比正常人容易患上感染相关的一些疾病，尤其是血糖控制差的患者。患者出现的感染症状常常不明显甚至没有任何症状。同时，感染也可以引起血糖升高，使得糖尿病不容易控制，甚至会诱发酮症酸中毒等糖尿病急性并发症。可见糖尿病与感染之间可以相互影响，互相促进。

　　糖尿病容易出现全身多个部位的感染，包括呼吸道、泌尿生殖道、胃肠道、胆道、皮肤、软组织、外耳道、口腔、足部甚至是头颅部位的感染。患者常见的呼吸系统感染主要是肺炎，尤其是老年患者出现肺炎时常常比较严重。此外，患者较正常人群更容易患上肺结核，且肺结核的相关表现多不典型，容易导致误诊和漏诊。糖尿病患者常见的泌尿生殖系感染包括肾盂肾炎、肾及肾周脓肿和肾乳头坏死症等。女性发生泌尿生殖系统感染的概率明显高于男性，阴道炎比较常见。由于糖尿病容易合并血管硬化、血管斑块及周围神经病变等，患者的皮肤可以出现血供不足、感觉异常等表现，在外界的刺激下容易出现损伤，且不容易被发现和自然愈合，可表现为常见的糖尿病足、皮肤疖和痈等化脓性感染，皮肤足癣和体癣等真菌感染，感染部位多见于双下肢。患者平时更应注意口腔卫生，因为发生牙周病的概率要比正常人高，牙周病表现为牙齿松动、牙周溢脓、牙槽骨吸收，在糖尿病控制后这些症状可减轻或停止。患者一旦有上述症状，需要及时去看医生，防止病情加重。

当糖尿病患者出现感染尤其是严重的感染性疾病时，首先，应严格控制血糖。其次，大多数感染的情况下需要使用胰岛素降糖治疗，同时应在医生的建议下接受有效的抗感染治疗，特别是对于有糖尿病足的患者。当患者出现发热、乏力、食欲下降、咽痛、咳嗽、咳痰、腹痛、腹泻、腰痛、尿频、尿急、尿痛、皮肤化脓或溃疡等不适时，应考虑到机体可能已出现感染，需要立即就医，做必要的检查以进一步明确感染的部位及性质等。为了预防感染的发生，患者最重要的一点应该是控制好血糖，同时日常生活中应该适当运动，增强机体抵抗力，注意个人和环境卫生，女性患者应该特别注意外阴的清洁卫生。有周围血管神经病变者，应避免皮肤出现损伤，如日常生活中应穿舒适的鞋袜、避免泡脚以预防足部的损伤。

糖尿病患者应酌情进行必要的免疫接种，2岁以上的患者需要接种肺炎球菌多糖疫苗；65岁以上的患者如果曾接种过疫苗，但接种时间超过5年的则需要再接种1次；年龄≥6个月的患者应该每年接种流感疫苗；19～59岁的患者如果没有接种过乙肝疫苗，则都应该接种；≥60岁的患者如果没有接种过乙肝疫苗，也可以考虑接种。

举例

我们曾经碰到过一个糖尿病病史20多年的患者，63岁。平常用胰岛素控制血糖，血糖控制得不错，最近一个星期出现了少许咳嗽，除此之外，没有任何的不适感。来我们医院一查，两侧肺都已经出现了明显的肺炎，患者还不太相信，说自己都没有发热，血糖也控制得很好，怎么会得肺炎了呢？事实上，糖尿病患者，尤其是老年人，出现感染时常常会缺乏典型的症状，呼吸道肺部感染是老年患者最容易出现的情况之一，此时，患者应该尽早入院接受详细的检查，而且在感染期间，最好使用胰岛素控制血糖。除此之外，还应针对患者的肺部情况使用敏感的抗生素。

可见，糖尿病患者容易出现感染，且常常没有症状，一旦身体出现不适感应尽早就医。

第五部分

糖尿病患者生活注意事项

1

儿童和青少年糖尿病
有什么特点

?

　　儿童和青少年糖尿病患者是一类年龄偏小的人群，他们多处于身体和心理发育的关键阶段，在糖尿病总体发病率日渐上升的同时，这部分人群的发病率也呈现逐渐增加的趋势。儿童和青少年患者起病的年龄比成年人早得多，从长远的角度来看糖尿病病程会更长，如果在疾病早期不能很好地控制病情，会给他们的发育和成长带来较严重的影响。社会、学校和家庭也应给予他们更多的关心和爱护，使他们能够像正常同龄人一样健康成长。

　　糖尿病的四种类型在儿童和青少年中都能见到，目前我国儿童和青少年糖尿病主要的还是

1型糖尿病和2型糖尿病，其中以1型糖尿病为主。但随着人们生活水平的提高，肥胖的儿童和青少年逐渐增加，儿童和青少年2型糖尿病的发病率也表现出明显上升的趋势。

对于某一个具体的儿童和青少年患者来说，有时专业的医生也很难在特定的时间内区分是属于1型糖尿病还是2型糖尿病，而是需要较长时间的观察和随访来最终确定其糖尿病的类型。但这并不会影响对糖尿病的治疗，根据胰岛功能的情况可以将儿童和青少年糖尿病症状大致区分出其是否依赖于胰岛素治疗。

一般来说，1型糖尿病多急性起病，口干、多饮、多尿、体重下降等"三多一少"的症状明显，有相当一部分的以糖尿病酮症酸中毒就诊，需要依赖胰岛素降糖；2型糖尿病多缓慢起病，缺乏典型的"三多一少"症状，多有糖尿病家族史，且体型偏肥胖，以后逐渐消瘦，较少出现糖尿病酮症酸中毒，可通过饮食、运动、口服降糖药或胰岛素等多种途径降糖。当儿童或青少年出现上述可疑的糖尿病症状时，应该及时就医以尽早发现糖尿病。儿童和青少年一经诊断为糖尿病，应该和家长积极地学习糖尿病的相关知识，接受糖尿病的相关教育。事实上，如果糖尿病能得到科学的管理和治疗，大部分儿童和青少年可以像正常同龄人一样健康地生活和成长。

儿童和青少年的1型糖尿病发生原因复杂，与遗传、环境等有一定的关系，他们的机体存在自身免疫功能紊乱，导致自身的胰岛细胞遭受损伤和破坏，胰岛素分泌不足从而导致糖尿病。我国儿童和青少年（0~14岁）1型糖尿病的年发病率尽管低于欧美国家，但我国人口基数大，所以总的1型糖尿病患者绝对数仍然十分庞大。儿童和青少年2型糖尿病的发生则与遗传密切相关，多有一定的家族史，表现以胰岛素抵抗为主，随着患者生长和发

育的进行，其胰岛素敏感性
会逐渐降低。

与成人糖尿病相同，儿
童和青少年糖尿病的治疗同
样依靠自我血糖监测、饮
食、运动、口服降糖药物和
胰岛素等"五驾马车"。对
于儿童和青少年患者来说，
良好的血糖监测仍然是控制
糖尿病的基本要素，而饮食

> 1型糖尿病儿童和青少年应
> 每2-3个月到内分泌专科门诊复
> 诊1次。复诊时均应测量身高、
> 体重、血压、尿常规、尿糖及酮
> 体、餐后2小时血糖和糖化血红蛋
> 白。每半年至1年检测一项血脂
> 谱、眼底、尿微量白蛋白及胰岛
> 功能，并观察血压的变化。

却不必像成人患者那般严格，每天摄入的总热量至少应保证营养
和正常生长发育需要；进食要定时定量，少量多餐，同时保证膳
食营养均衡，每天保证足够的蛋白质摄入；烹调宜清淡，避免高
糖、高脂和煎炸的食物；肥胖儿童应减重，维持标准体重。

运动可以降低血糖、增强体格和调节身心。儿童和青少年患
者如果病情平稳，可以参加学校的多项体育活动；尽量避免竞技
类体育运动，运动方式和运动量应个体化，循序渐进，强度适
当；运动前后最好监测血糖，注意防止运动后低血糖。饮食和运
动治疗是良好血糖控制的基础，但儿童和青少年1型糖尿病一经
诊断常需终身依赖胰岛素治疗。所以患者及家长应学习胰岛素的
相关知识，包括胰岛素的分类、注射方法、剂量、部位、时间及
低血糖的处理等。

此外，儿童和青少年糖尿病患者出现焦虑、抑郁等心理障碍
的发生率较正常同龄人要高得多，社会、学校和家长应该关注他
们的心理状态，多关怀、倾听和沟通，鼓励他们融入学校生活，
帮助他们树立治疗自信心和正确的人生观、社会观。

儿童和青少年患者应每2～3个月携带相应的病情和血糖记录本到内分泌专科门诊复诊1次，复诊时均应测量身高、体重、血压、尿常规、尿糖及酮体、餐后2小时血糖和糖化血红蛋白，每半年至1年检测一次血脂谱、眼底、尿微量白蛋白及胰岛功能，并观察血压的变化。

儿童和青少年1型糖尿病的血糖控制目标如下：0～6岁的儿童餐前血糖应控制在5.6～10mmol/L，睡前或夜间血糖控制在6.1～11.1mmol/L，糖化血红蛋白控制在7.5%～8.5%；6～12岁的少年餐前血糖应控制在5～10mmol/L，睡前或夜间血糖控制在5.6～10mmol/L，糖化血红蛋白控制在8%以下；13～19岁的青年餐前血糖应控制在5～7.2mmol/L，睡前或夜间血糖控制在5～8.3mmol/L，糖化血红蛋白控制在7.5%以下。儿童及青少年2型糖尿病患者的空腹血糖应<7mmo/L，糖化血红蛋白应<7%，在力求血糖达标的同时，为了保持正常生长发育，应尽量避免低血糖发生。

为了预防儿童和青少年糖尿病的发生，对于超重且合并以下任意2项指标（一级或二级亲属患有糖尿病；胰岛素抵抗相关表现，如黑棘皮病、高血压、血脂异常、多囊卵巢综合征等；母亲怀孕时有糖尿病史或诊断为妊娠期糖尿病）的儿童和青少年，应每3年筛查1次糖尿病。肥胖儿童应每半年至1年到门诊随访1次，进行身高、体重、血压、血脂、

超重且合并以下任意2项指标（一级或二级亲属患有糖尿病；胰岛素抵抗相关表现：如黑棘皮病、高血压、血脂异常、多囊卵巢综合征等；母亲怀孕时有糖尿病史或诊断为妊娠期糖尿病）的儿童及青少年，应每3年筛查1次糖尿病。

血糖的检查，以早期发现糖尿病。

举例

我们曾见过一位小孩，4岁。因为咳嗽、咳痰、消瘦、多尿等不适在儿科住院。住院期间发现血糖升高，血葡萄糖达到了28mmol/L，而且已经出现了酮症酸中毒，后来转到了内分泌科住院，住院期间被首次诊断为1型糖尿病。小孩需要依赖胰岛素降糖治疗，其父母不知所措，非常茫然。经过多次与小孩的父母沟通，并对其父母进行糖尿病的相关教育，其父母才开始忙碌地学习起了如何管理血糖，并学会了使用针对糖尿病患者开发的手机软件，主动提出要购买胰岛素泵以更好地控制小孩的血糖。

由此可见，对于儿童和青少年，尤其是年龄尚小的糖尿病患者，父母都应该保持积极正面的态度，他们在疾病的管理中起到非常重要的作用，在专科医生的指导下主动学习糖尿病相关的知识，在"抗糖"的路上才能走得一帆风顺。

2

老年人患上糖尿病怎么办？

目前，我国已经成为世界上老年人口最多的国家，随着人口老龄化的日趋发展，老年人的健康问题尤其应该引起我们的重视。老年人也是糖尿病防治的重点人群，有调查显示，我国老年性2型糖尿病的患病率达20.4%，而且其患病率正在逐渐增加。

那么什么是老年性糖尿病呢？老年性糖尿病是指年龄≥60岁的患者，包含60岁以前就有糖尿病的患者及60岁以后患上糖尿病的患者。我国老年性糖尿病大多属于2型糖尿病，在所有的2型糖尿病患者中，约超过一半的患者属于老年性糖尿病，少数老年人也可以出现1型糖尿病。

与中青年人群不同，随着年龄的增长，老年人的身体逐渐衰退，体力活动逐渐减少，代谢逐渐减慢，胰岛细胞功能逐渐下降，部分老年人存在超重或肥胖，这些均使得老年人容易患上糖尿病。老年患者的生活自理能力和自我管理能力下降，经济来源减少，容易出现价值感下降、

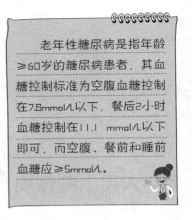

老年性糖尿病是指年龄≥60岁的糖尿病患者，其血糖控制标准为空腹血糖控制在7.8mmol/L以下，餐后2小时血糖控制在11.1 mmol/L以下即可，而空腹、餐前和睡前血糖应≥5mmol/L。

孤独、消极甚至焦虑的心理状态。同时，老年人在诊断糖尿病时还常伴有一些其他的疾病，如高血压、高血脂、冠状动脉硬化性心脏病、肝肾功能异常和肿瘤等。因此，老年人诊断糖尿病后，应该进行全面而细致的糖尿病并发症及常见伴随疾病的筛查。

老年患者的治疗目的不是简单的控制血糖，而是减少糖尿病并发症，避免低血糖的发生，提高生存质量和延长寿命。糖尿病肾病、视网膜病变、神经病变等慢性并发症是老年性糖尿病防治的重点，其发生率均随年龄增长而增加。老年患者出现的心、脑血管并发症是致残和致死的主要原因，但有时这些并发症常常没有明显的临床症状，从而容易误诊为其他病。老年人容易出现的低血糖，对老年患者的危害比较大，因为常常没有明显的感觉，反复的低血糖发作会加重老年患者的认知障碍，甚至诱发严重心脑血管疾病。因此应该结合老年患者的年龄、并发症情况等制定不同的个体化血糖控制目标，对于容易反复出现低血糖的老年患者而言，治疗目标可适当放宽。

老年患者尽管血糖控制没有年轻人严格，但仍应该保持健康的生活方式。老年人由于体力活动减少，代谢缓慢，身体所需的

总能量较年轻人少，因此，应避免食用太甜、太油腻、热量太高的食物，如动物脂肪和内脏等。但可适当食用含糖量不高的水果，如西红柿、黄瓜、梨等，同时还应增加新鲜蔬菜的摄入。老年人的运动耐力下降，不鼓励老年患者长时间剧烈运动，如果没有严重的心脏和脑血管疾病，老年患者应根据自身的具体情况进行一些缓和的运动，比如散步、打太极、跳舞等；尽量戒烟，因为吸烟可能会导致血管硬化、血压升高，并加速糖尿病并发症的出现及进展；限制酒精的摄入，包括白酒、啤酒、洋酒等，可少量饮用红酒，但应避免空腹饮酒，因为空腹饮酒可能会引起低血糖。对于血糖并不太高的2型糖尿病的老年患者而言，有时仅通过适当的饮食及运动就可以获得相对满意的血糖控制。如果饮食和运动都无法使血糖达标，应在专科医生的指导下选择安全、副作用小、不容易导致低血糖的药物，如阿卡波糖、小剂量的二甲双胍等，避免使用格列本脲（优降糖）等容易导致低血糖发生的降糖药。

老年人的血糖控制标准可适当放宽，空腹血糖控制<7.8mmol/L，餐后2小时血糖控制<11.1 mmol/L即可，而空腹、餐前和睡前血糖不应<5mmol/L。随着年龄的增加，糖尿病的发生率逐渐增加，为了预防老年性糖尿病的发生，老人日常生活中应保持心情愉悦，合理饮食，适量运动，维持一个合理的体重并定期体检。对40岁以上的中年人应每年定期检查空腹及餐后血糖，同时还应定期检查血脂和血压。如果已经伴随出现高血压、高血脂等代谢性疾病，也应针对这些疾病积极治疗。

举例

我们就遇到过这样一位老太太，68岁。来到医院的时候血糖很高，科室的血糖仪都测不出她的血糖了，后来抽血查了生化指标，血葡萄糖已经达到了36mmol/L。经过胰岛素治疗后老太太的血糖虽然有所下降，但仍然在12~20mmol/L。后来经过仔细询问，我们发现她经常有加餐的习惯，老太太认为自己已经68岁了，血糖高一点没有什么影响，而且经常因为觉得肚子饿而选择油条、瓜子等来加餐。经过多次对老太太进行糖尿病的相关教育，老太太逐渐减少了加餐，血糖也慢慢达标了。

还有一类老年人，住院期间看到其他的一些患者出现了比较严重的影响生活质量的糖尿病并发症，如糖尿病足、糖尿病视网膜病变时，由于过分地害怕自己也会出现类似的情况，故意减少饭量，甚至导致低血糖发作。对这类老年患者，应该做好糖尿病的教育工作，去除老年人的恐惧心理，使其血糖维持在一个合理的范围。由此可见，对老年人而言，血糖太高或控制太严格都不可取，应该根据老年患者的自身情况订制个体化的控制目标，防止高血糖甚至是糖尿病急性并发症的出现，也要避免低血糖的发生。

3

孕期血糖升高了
怎么办 **?**

随着二胎时代的到来及医学的发展，许多家庭越来越重视优生优育，从备孕、怀孕、生产到培养下一代的宝宝健康成长无不体现着为人父母的付出，收获更多的是幸福和美满。目前国家及家庭对产检越来越重视，相信身边的许多孕妇甚至是备孕的女性都听说过"妊娠期糖尿病"这个疾病，这与目前妊娠期糖尿病的检出率越来越高有一定的关系。有数据显示，我国住院孕妇妊娠期糖尿病的发病率为2%～3%，并呈逐年上升的趋势。在临床工作中，我们会遇到一些患有妊娠期糖尿病的孕妇因为过分担心宝宝的健康，或者害怕宝宝生下来患上糖尿病而产生明显的紧张和焦虑情绪，这与缺乏对妊娠期糖尿病的认识有很大的关系。对于妊娠期糖尿病的孕妇及具有发生妊娠期糖尿病风险的孕妇，甚至是健康的备孕期女性，科学地认识妊娠期糖尿病都具有重要意义。

妊娠期糖尿病是指怀孕后首次发生或发现的糖尿病或糖耐量异常，多数孕妇是在怀孕24～28周产检的时候通过妊娠期糖尿病筛查被诊断为糖尿病。在分娩以后大多数孕妇糖尿病状态可自然消失，只是产后发生糖尿病的风险相对会高一些，仍然需要定期的随访。这时我们要注意与另一个概念相区分，就是糖尿病合并妊娠，它是指在怀孕前就患有糖尿病。与糖尿病合并妊娠的孕妇

> 妊娠期糖尿病是指怀孕后首次发生或发现的糖尿病或糖耐量异常。
>
> 所有孕妇在孕24-28周都应在医生的指导下进行75克口服葡萄糖耐量试验，当满足空腹血糖≥5.1mmol/L，服糖后1小时血糖≥10mmol/L和服糖后2小时血糖≥8.5mmol/L中的任意一条即可诊断为妊娠期糖尿病。

相比，妊娠期糖尿病孕妇的血糖波动更小，也更容易得到控制，其中多数孕妇可以通过合理的饮食及适量的运动来控制血糖，仅少部分孕妇需要胰岛素降糖；糖尿病合并妊娠的孕妇常常需要使用胰岛素才能达到满意的血糖控制。

很多孕妇并不理解为什么怀孕前好好的，怀孕以后就出现糖尿病了呢？这其实与怀孕期间的内分泌状态有很大的关系。怀孕时孕妇体内会分泌糖皮质激素、孕激素和催乳素等多种激素，这些激素容易导致血糖升高，此时孕妇为了平衡体内的葡萄糖代谢，会分泌相应的胰岛素来降低血糖，当孕妇的这种平衡能力出现故障时，升高血糖的这些激素占据了优势，就会出现糖代谢紊

乱，逐渐导致妊娠期糖尿病。因此，所有孕妇在孕24～28周都应在医生的指导下进行75克口服葡萄糖耐量试验，当满足空腹血糖≥5.1mmol/L，服糖后1小时血糖≥10mmol/L和服糖后2小时血糖≥8.5mmol/L中的任意一条即可诊断为妊娠期糖尿病。

无论是妊娠期糖尿病还是糖尿病合并妊娠的孕妇都应该严格地控制孕期血糖。孕期血糖控制不佳可能会给孕妇和胎儿带来危害。对孕妇来说，发生妊娠高血压综合征、羊水过多、出血增多、自然流产、继发感染、手术生产的风险均会增加，孕妇在产后更容易发展为2型糖尿病，当再次怀孕时，妊娠期糖尿病复发率高达33%～56%。同时，过多的糖分会使胎儿长得较大，当胎儿体重超过4kg时就变成所谓的巨大胎儿，巨大胎儿会增加分娩的难度，可能造成母亲和婴儿的创伤。此外，胎儿宫内缺氧及发育异常、胎儿呼吸窘迫综合征、新生儿畸形、新生儿低血糖、智力障碍等发生概率也均会相应增加。

当诊断为妊娠期糖尿病后，应该定期就诊于妇产科了解胎儿发育情况，同时也要就诊于内分泌专科，学习糖尿病相关知识及接受糖尿病相关教育，每3个月应该检查1次肾功能、血脂和眼底等。妊娠期糖尿病孕妇应规律监测血糖，包括空腹、餐前、餐后1小时和2小时血糖，有条件者每天监测空腹和餐后血糖4～6次。另外，还需要就诊于营养科，在营养师的建议制定一个合理的饮食计划，既保证自身和胎儿的正常生长需要，又要使血糖维持在

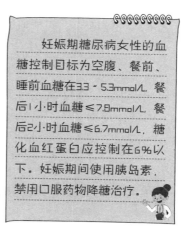

妊娠期糖尿病女性的血糖控制目标为空腹、餐前、睡前血糖在3.3～5.3mmol/L，餐后1小时血糖≤7.8mmol/L，餐后2小时血糖≤6.7mmol/L，糖化血红蛋白应控制在6%以下。妊娠期间使用胰岛素，禁用口服药物降糖治疗。

理想的范围内。

妊娠期糖尿病孕妇主张少量多餐，每天5～6餐，饮食要定时、定量，食物种类可多样化，可适当增加粗粮、杂粮、高纤维及高维生素含量食物的摄入，如糙米、燕麦片和全麦面包等。同时要保证足够的肉类、禽蛋类、黄豆等动植物蛋白供应，并适当增加钙、铁、叶酸和维生素D的摄入，而绿叶蔬菜可不限量摄入；香蕉、葡萄等易导致血糖明显升高的水果应尽量少食用，此外，应避免摄入油炸食物、咖啡、茶和酒精等。

当合理及严格的饮食控制后，血糖仍不能达标时应考虑使用胰岛素治疗，妊娠期糖尿病孕妇的血糖控制目标为空腹、餐前、睡前血糖在3.3～5.3mmol/L，餐后1小时血糖≤7.8mmol/L，餐后2小时血糖≤6.7mmol/L，糖化血红蛋白应控制在<6%以下，在分娩以后多数孕妇可停用胰岛素。由于口服降糖药物可能会对胎儿产生不良的影响，因此孕妇禁用口服药物降糖治疗。

妊娠期糖尿病孕妇如果没有出现严重的并发症，一般情况下是可以顺利妊娠、分娩的，分娩的时间和方式要根据胎儿和母亲的具体情况而定。妊娠期糖尿病孕妇在产后6～12周应再次筛查有无永久性糖尿病。如果血糖正常，也应至少每3年进行1次糖尿病筛查，而其所生育的宝宝仅仅是多了一些患糖尿病的机会而已，在宝宝出生后只要保持健康的生活方式，很多人是可以避免糖尿病发生的。为了预防妊娠期糖尿病，对于年龄＞30岁、肥胖者、有糖尿病家族史、有妊娠期糖尿病史、多囊卵巢综合征、无明显原因的多次自然流产史、既往生过巨大胎儿、胎儿畸形史及死胎史、新生儿呼吸窘迫综合征分娩史者等在内的高危女性，应在怀孕期尽早进行糖尿病筛查，以早期发现糖尿病，防范于未然。

举例

我们曾接诊一位孕妇，34岁。在怀孕28周糖筛检查时被诊断为妊娠期糖尿病，后来在家中多次检查血糖都不达标，为了进一步调控血糖就诊于内分泌科。住院期间我们请营养师专门给该孕妇订制了比较适合她的饮食套餐，并嘱咐孕妇可以适当地加强运动。但是她的血糖仍然没有达标，所以给她使用了胰岛素治疗。该孕妇年龄偏大，在怀孕前体型就偏胖，这类人群容易出现妊娠期糖尿病，对于这种妊娠期糖尿病的高危人群，应该尽早行糖尿病筛查，以早期发现妊娠期糖尿病，在分娩后也应该定期监测血糖以早期发现糖尿病。

4

糖尿病患者怎样
享用健康的美食 **?**

　　在诊断为糖尿病之后，很多患者的第一印象可能是"以后不能再吃糖了"，在渐渐地学习和获得了一些糖尿病相关的知识后，患者对饮食的理解可能又不一样了。美食是众人都向往的，然而，通过更深层次的理解和探讨之后，患者们一定能够领悟，其实糖尿病也能享用健康的美食，感受舌尖上的乐趣。

　　首先，患者要把握饮食的总原则，根据年龄、身高、体重、日常运动量、季节、糖尿病并发症及伴发病的情况，制定合理的食物总热量。每一位患者都有适合自己的每天应摄入的食物总热量，患者可与专科医生及营养师沟通共同制定总热量，在保持总热量基本相当的基础上，应合理搭配饮食，饮食应偏清淡，低脂少油，少糖少盐，保证营养均衡。患者还应定时定量进餐，少量多餐，可增加高纤维食物的摄入，同时还应戒烟限酒。

在保持总热量基本相当的基础上，应合理搭配饮食，饮食应偏清淡，低脂少油，少糖少盐，保证营养均衡。患者还应定时定量进餐，少量多餐，可增加高纤维食物的摄入，同时还应戒烟限酒。

"中国居民平衡膳食宝塔"呈现出了对正常人而言不同的食物种类及相应摄入量的推荐，包括水、谷薯类及杂豆、蔬菜及水果类、畜禽肉类和鱼虾蛋类、奶类和豆类、油盐等调味品类，我们对这些食物的摄入量应由多到少。例如：正常人每人每天大概摄入约250～400g谷薯类、300～500g蔬菜、200～400g水果类、50～70g畜禽肉类、50～100g鱼虾类、25～50g蛋类及30～50g奶类及奶制品，而油

制定一天允许的总摄入热卡后，应大致按1/5、2/5、2/5的比例分配至早、中、晚三餐中，保证三餐规律，正餐不宜吃太饱，推荐七到八分饱，两餐之间可适当加餐以减少饥饿感并维持血糖稳定。同时也要把握好进餐顺序，糖尿病患者可依照汤—蔬菜—主食—肉类的顺序进餐。

和盐每天的摄入分别不应超过25g和6g，以上食物的量指的都是食物的生重而非熟重。另外需多喝水，每人每天至少需要饮水1 200mL，并应尽量减少含糖饮料的摄入。可见，正常人每天可摄入的饮食种类繁多，而对患者而言也不例外，在贯穿糖尿病饮食基本原则的前提下，可适当丰富日常生活中的食物种类，借鉴"中国居民平衡膳食宝塔"的饮食结构，但具体的总热量摄入则

需要根据患者的具体情况个体化制定。

总的来说，患者的饮食结构应多样化，可以谷薯类为主，应多摄入蔬菜、水果、奶类、豆类或其制品等，可适量摄入鱼、禽、蛋、瘦肉等，尽量减少肥肉、荤油及煎炸类食物的摄入。另外，膳食要讲究清淡、少油、少盐，烹饪方法最好为清炒、蒸、炖、煮等。

在制定每天允许的总摄入热卡后，患者应大致按1/5、2/5、2/5的比例分配至早、中、晚三餐中，保证三餐规律，正餐不宜吃太饱，推荐七到八分饱，两餐之间可适当加餐以减少饥饿感并维持血糖稳定。

我们有个饮食口诀，叫"12345"，即每天1袋牛奶、250g主食、3个单位优质蛋白（1单位优质蛋白=50g猪肉=100g鱼= 1个鸡蛋）和4句话，即有粗有细、不甜不咸、少吃多餐、七八分饱与每天500g蔬菜，患者日常饮食可参考这个口诀。

一日三餐中，首先，要重视吃早餐，早餐要"吃得好"，有些患者养成了不吃早餐的坏习惯，事实上，不吃早餐容易引起胃肠道疾病，还可能会导致中、晚餐摄入过多进而引起肥胖。对于患者而言，早上体内升血糖的激素分泌较多，在进食早餐后血糖容易进一步出现升高，因此，选择合理的早餐种类对患者来说显得尤为重要。

患者早餐可以搭配杂粮馒头、全麦面包、燕麦片、杂豆做成的粥或豆浆等粗粮，也可以选择含多种营养成分的混合性食物。而富含淀粉的谷类食物，比蛋白及油脂类食物升血糖更快。患者早餐可选择50~100g含淀粉的谷类食物，可再加一些奶类、豆类、鸡蛋等使血糖升得缓慢的食物，也可以选择加些蔬菜，这样可以总体延缓食物的吸收和血糖的升高。需要注意的是，对于同一种淀粉类食物，形状偏干的比偏稀的升血糖效应要弱，但不推荐患者进食粥、面条等糊状食物，因为这些食物由于烹饪的时间很长，摄入后容易导致吸收加快，血糖升高。如果一定要进食粥和面条等食物时，建议可加入一些干食、粗粮或蔬菜等一同烹饪，这样会缓冲总体食物的吸收速度，例如可选择白粥搭配小馒头、杂粮粥、青菜肉丝面等。

其次，中餐应吃饱吃好，可以补充上午消耗的能量，也可以为下午提供充沛的能量来源。中餐要有足够的饭菜，其中主食摄入量应该相对固定，可适当增加肉、蛋、鱼虾类食物的摄入，青菜、西兰花、冬瓜、白萝卜、豆角等蔬菜可多吃一些，而少部分含有淀粉的蔬菜如土豆、芋头、淮山药等应适当限量。如果计划增加这类食物的摄入，则需要减少米饭等主食的摄入。

最后，很多人在结束了一天的忙碌，卸下了一天的压力之后，于是选择晚餐时"犒劳自己"，但常常吃的过于丰盛，而晚餐后也没有进行相应的运动，长久以往，高血糖甚至是肥胖就会逐渐降临。因此，患者应该重点控制晚餐的摄入量，晚餐吃的则不宜过饱，且要相对清淡一些。

我们以一位身高165cm，肥胖体型，轻度活动量的男性2型糖尿病患者为例，介绍一份比较适合他的个体化一天食谱，其中早餐可包括：200mL牛奶或1小碗杂粮粥+50g杂粮馒头+1个鸡蛋；中餐可包括：100g米饭+清蒸鱼（其中鱼肉推荐100g，如果是猪瘦肉则为25g）+苦瓜炒肉+清炒菜心；晚餐可包括：100g米饭+番茄牛肉（其中牛肉推荐50g）+白灼生菜。

控制食物的总热量摄入固然可以减少血糖的升高，但与此同时也要把握好进餐顺序，患者可依照汤—蔬菜—主食—肉类的顺序进餐。饭前可以选择先喝1小碗清淡、少油、少盐的汤，喝汤不仅可以增加饱感，而且还具有润滑食道、帮助消化的功效，例如番茄鸡蛋汤、青菜汤都是不错的选择。如果选择肉类煲汤，则首先应去皮、去油脂，然后用开水焯一下再煲汤，此举能进一步去除多余的荤油。日常生活中煲汤不宜过久，以不超过2个小时为宜。患者每餐也不宜喝过多的汤，否则可能会让肚子过饱，影响主要食物的摄入。

喝完汤以后患者可进食相对较多蔬菜，绿叶青菜、苦瓜、冬瓜、菌藻类等大部分的蔬菜热量都相对偏低，不容易导致血糖升高，同时又可以增加饱腹感，有助于控制米饭及荤菜的摄入量。进食蔬菜后可开始进食米饭和肉、蛋、鱼、虾类等蛋白类食物了。对患者而言，一天的总蛋白需要量不会太多，然而由于美味的肉类等荤菜口感上佳，许多患者面对美味的荤菜时，常常难以控制摄入量从而导致其摄入的热量超标，摄入太多的猪肉、牛肉、鸡肉、海鲜等不仅会导致蛋白质营养摄入过多，也会导致尿酸等代谢指标升高，因此，肉类荤菜应适量摄入，不易过量摄入。

市面上的水果琳琅满目、种类繁多，如何挑选适合自己的美味水果是许多患者非常关心的问题。有些患者在进食部分水果后血糖出现明显的升高，从此便刻意避免水果的摄入，而有些患者却把水果当主食来吃，其实，这些都是不可取的做法。对患者来说，没有绝对禁忌不能吃的水果，相反，适当合理地摄入水果可补充维生素、粗纤维等，有利于身体健康。不同的水果含糖成分也具有较大的差异，一般来说，如果三餐规律，在两餐之间可以适当地摄入含糖分相对较低的水果，如番茄、黄瓜、苹果、梨、柚子等，而榴莲、芒果、香蕉、葡萄等具有较高糖分的水果则应该尽量减少摄入，尤其是在血糖控制不佳的状态下。

除了上述饮食原则以外，烟酒问题也是患者经常咨询的问题。事实上，饮酒过量可增加肝脏负担，并可促进内源性胆固醇和三酯甘油的合成，导致血脂升高。患者应该尽量不饮酒，需要饮酒时也应严格限制饮酒量，每天饮酒量不应超过1～2份标准量，其中1份标准量约含10g酒精，大致相当于啤酒285mL、清淡啤酒375mL、红酒100mL、白酒30mL所含有的酒精量。此外，患者还应避免空腹饮酒，因为空腹饮酒可诱发低血糖。吸烟对患者的危害极大，会对血管造成严重的影响，并加速糖尿病大血管及微血管并发症的发生和发展，应严格戒烟。

糖尿病是一种慢性疾病，目前仍无法治愈，现在市面上降糖药物的广告满天飞，诸如：各种降糖胶囊、蜂胶、南瓜、植物胰岛素及不知名的保健品等都号称可以根治糖尿病，从而误导了成千上万的患者。最后受上述误导的影响，患者的血糖控制不理想，甚至出现了严重的急、慢性并发症才来到大医院就诊。我们在门诊或住院部医生也经常听到患者咨询所谓糖尿病的"食物疗法"，事实上，没有任何一种食物具有降低血糖的功效，对患者而言，认真贯彻实行上述的饮食原则就是最好的降糖手段之一了。

Question

5

糖尿病患者如何进行合理的运动锻炼？

随着生活节奏的加快，目前中国人的运动量普遍偏少，但对于患者而言，再忙也要腾出相应的时间进行科学的运动。除了自我血糖监测、控制饮食之外，运动也是糖尿病治疗的"五驾马车"之一，只有良好地结合饮食、运动，必要时使用药物，才能把血糖控制

科学合理的运动能够起到改善心肺功能、增强肌肉、舒缓心理压力和调节心理状态的功能。更重要的是，运动可以降低血糖、血脂、血压，减轻体重，减少和延缓糖尿病及其并发症的发生和发展。

得更好，忽略了其中一点，都会使患者的血糖更加难以控制。科学合理的运动能够起到改善心肺功能、增强肌肉、舒缓心理压力和调节心理状态的功能，更重要的是，运动可以降低血糖、血脂、血压，减轻体重，减少和延缓糖尿病及其并发症的发生和发展。如果能将运动和健康合理的饮食贯彻好，将是糖尿病治疗的良好基石，在此基础上，药物治疗也能达到最佳的效果。因此，了解运动相关的知识对患者具有重要的意义。

首先，患者应根据自身的年龄、爱好、身体状况和周围的环境等来选择运动的强度，运动分为轻度、中度、重度。轻度运动包括散步、做操、气功、购物、太极拳等；中度运动包括快走、慢跑、骑车、健身操、爬楼梯等；重度运动包括爬山、游泳、跳舞、球类、跳绳等。一般推荐患者选择轻中度的有氧运动，体力可耐受的情况下最好每周进行2次轻中度的阻力性肌肉运动，如果能将抗阻运动与有氧运动结合，如举重、杠铃、拉弹力绳等则可更大限度改善患者的代谢紊乱。

其次，患者在准备开始实施自己的运动计划前，应充分与专科医生沟通，必要时需要配合医生进行全面的检查。对于病情控制稳定，尤其是存在体重超重或肥胖的2型糖尿病患者，病情稳定的1型糖尿病和妊娠期糖尿病的患者，如果没有严重的并发症和合并症时都可以进行适量运动。当患者出现血糖控制不佳，空腹血糖 > 16.7mmol/L；有明显酮尿症或酮症酸中毒；具有严重低血糖风险；合并各种急性感染；伴有心功能不全、心律失常，且活动后加重；严重糖尿病肾病；严重糖尿病足；严重的眼底病变；新近发生的血栓等情况时，都不适合进行体力运动。这时如果贸然运动，尤其是在运动过量时，可能会引发一些不良的后果，包括血糖过低或者过高、糖尿病酮尿症或糖尿病酮症酸中毒、心血管疾病被进一步诱发及加重、运动系统损伤如骨折及关节损伤等；糖尿病视网膜病变、糖尿病肾病、糖尿病神经病变等慢性并发症出现进一步加重病情等。

一般推荐轻中度的有氧运动（散步、做操、太极拳、骑车、健身操等），体力可耐受的情况下最好每周进行2次轻中度的阻力性肌肉运动（举重、杠铃等）。

最后，当确定适合运动后，应个体化地制定适合自己的运动计划。对于患者而言，运动频率和运动时间也应个体化，一般建议患者每周可以运动3~5次，至少共进行有氧运动150分钟，分次进行，每次运动30分钟左右。身体能耐受的情况下，可以每周进行3次的抗阻训练，运动间隔时间不宜超过3天。患者应在饭后1小时左右（从吃第一口饭算起）开始运动，此时的血糖达到高峰值，既有利于血糖的控制，也不容易出现低血糖，运动强度应是最大运动强度的60%~70%。通常我们用心率来衡量运动强度，最大运动强度的心率（次/分钟）=200-年龄。那么，糖尿病患者运动时应保持心率（次/分钟）为（200-年龄）×（60%~70%）。简易计算法为：运动时保持脉率（次/分钟）=170-年龄。运动中应保持达到目标心率的时间在10~20分钟，以达到良好的降糖、降脂效果。

建议糖尿病患者每周可以运动3~5次，应在饭后1小时左右（从吃第一口饭算起）开始运动，运动强度应是最大运动强度的60%~70%，运动时应保持心率（次/分钟）为（200-年龄）×（60%~70%）。

患者要养成良好的运动习惯。运动的时间和运动量应相对固定，如选择在早餐后或晚餐后运动，以利于血糖控制的稳定及降糖方案的调整；运动量切忌忽大忽小，否则容易导致血糖波动，突然增加的大运动量会让身体产生不适应，机体处于应激状态下，此时血糖会升高。在正式运动前可进行5～10分钟的低强度热身运动，做正式运动中要用到的肌肉伸展，如肢体的伸展动作等（可以增加肌肉和关节的弹性），注意避免拉伤，运动时应选择合脚、舒适的运动鞋和袜；运动中有任何不适应马上停止运动；运动后整理及放松5分钟左右，注意检查有无运动损伤。患者们不宜空腹运动，如果已经养成了清晨运动的习惯，应该进食适量食物后再运动。

为了预防运动后的低血糖，患者应随身携带食物和水，避开在降糖药物的药物作用高峰时间运动，在运动前和运动后各检测1次血糖，以掌握运动强度与血糖变化之间的规律，并养成记录运动日记的习惯。运动结束后，如果有低血糖的发生，则需要调整饮食或药物剂量，必要时应在专科医生的指导下完成。

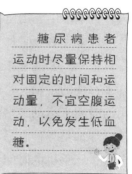

糖尿病患者运动时尽量保持相对固定的时间和运动量，不宜空腹运动，以免发生低血糖。

对于病程较短或尚未出现并发症的患者，可以参考上述的运动建议；对于已经出现了慢性并发症或其他合并症的患者们而言，运动方式受一定的限制，应避免高强度运动，运动方案应简单易行。比如合并了糖尿病周围血管病变的患者，建议进行"间歇性"锻炼，采用"走路—休息—走路"的运动方法；出现了糖尿病视网膜病变的患者，应避免进行可能导致血压升高的运动，如头低于腰、潜水；对于严重糖尿病肾病的患者，高强度运动可能会加重蛋白尿、减少肾血流量，从而进一步恶化糖尿病肾病的病情，因此这类患者应减少运动强度；如果患者尤其是老年患者已经出现糖尿病神经病变，由于老年人多存在骨质疏松，此时应该避免过度伸展和负重，以免增加软组织和关节损伤；对于一个糖尿病合并高血压的患者，不建议进行举重和屏气，也应尽量避免上半身及手臂的剧烈运动，而推荐下肢运动，如散步、骑自行车等。

由此可见，运动的总原则是"循序渐进、量力而行、持之以恒"。运动贵在坚持，运动计划应切实可行，患者可以根据情况选择自己喜爱的运动方式及运动时间，尽量结伴运动，相互照顾、鼓励和督促，逐步养成运动习惯并将良好的运动习惯自然融入日常生活中，用血糖和体重的改善激励自己。

许多患者以工作繁忙为由而不运动或很少运动，事实上，工作再忙，只要能善于安排和利用自己的业余时间，同样可以从事许多有趣的运动，空闲时间确实少的患者也应充分利用一切可利用的时间来运动，多步行，少坐车，走路上下班，少乘电梯，爬楼梯等都是一种容易实现的运动方式。患者们可以把平时用来玩电脑、玩手机的时间多安排爬山、打球等户外活动；需要长期久坐来工作的患者们，可以适时地起身活动一会儿等，这些都是非常有效且有益的运动锻炼方法。

6

糖尿病患者如何
安全旅行

?

　　人的一生都在旅途中，只是目的地有远有
近，时间有长有短。随着人们生活的改善，外出
旅行也变成减压和调节身心的一种方式。糖尿病
患者日常生活中也会或多或少地外出旅行，旅行
可以开阔视野、缓解生活压力，为了旅途中的顺
畅和安全，患者们应在旅行前后学习一些相关的
知识。

　　患者在旅行前，应该充分了解自己的身体状
态，在出发前1～2个月内提前向医生咨询自己的
病情，必要时应进行全面的身体检查，确认血糖
控制良好，无糖尿病急性并发症及严重的慢性
并发症等病情，或慢性并发症控制良好，身体允

许时才能安排旅行。同时，还应仔细地与医生沟通旅行中可能存在的许多细节问题，包括旅途中的饮食计划，胰岛素及其他降糖药物的使用调整，旅途中如果出现高血糖或低血糖等情况的处理等。当确定可以旅行时，患者应在整个旅游中随身携带一份医疗卡，上面写有个人完整的病情简介，包括具体的病史、目前所用的药物名称及剂量，如果是出国旅行，最好用中文、英文及旅行目的地国家语言等来书写病历，以便必要时异地就医。

旅行前应充分做好行程的安排，选择适当的旅行时间、路线等，尽量按出行前的作息时间来安排行程，避免行程太满太赶导致身体疲劳。旅行前应查询当地的天气、与国内的时差、饮食情况、可获得的医疗条件等，如果旅行的出发点和目的地存在明显的时差，则应提前精确地计算好相应的时差，向医生咨询降糖药物的药物剂量及服用时间是否需要调整，尤其是需要注射胰岛素的患者，这样可以避免胰岛素的注射间隔时间过短或过长。如果可能应提前申请适合糖尿病患者的饮食，条件不允许的情况下也应提前做好相应的准备。

旅行前还应备好足够的药物，包括口服降糖药、胰岛素，需要注射胰岛素的患者需要携带双分量的胰岛素、针头、消毒用物等；不需要胰岛素治疗的糖尿病患者也可以备用一支短效或速效胰岛素，以备血糖过高时临时使用。另外，还应携带血糖监测仪、血压计、足够的血糖试纸、充电电池、备有存放胰岛素的冷藏装置，并应准备糖果、巧克力、饼干等可用于预防低血糖的食品，还应备有感冒药、止泻药、抗生素等，如合并高血压和心血管疾病，则应准备相应的降压药和心血管疾病用药。旅行中应准备足够的舒适、透气且吸汗的快干衣物及鞋袜。

当患者乘坐飞机旅行时，注意不要将胰岛素和其他降糖药物寄存，而应随身携带。寄存易致物品丢失，且空中温度过低可能会影响胰岛素及其他药物的疗效。在飞机上尽量食用自己提前准备的食物。如果预计在飞机上购买食物，要考虑到可能需要排队等因素，预留时间再注射相应的餐前胰岛素。

旅途中，患者应注意劳逸结合，尽量按时作息，保证充足睡眠，避免过度劳累，还应提前了解行程，做好心理与身体准备。旅途中应注意结伴而行，不要独自离队，并告诉你的同伴或导游你患有糖尿病，并向他们解释低血糖的症状和处理方法以保证安全。旅途中每天起床后要监测血

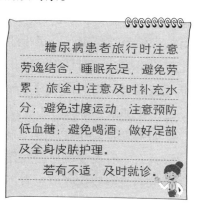

糖尿病患者旅行时注意劳逸结合，睡眠充足，避免劳累；旅途中注意及时补充水分；避免过度运动，注意预防低血糖；避免喝酒；做好足部及全身皮肤护理。
若有不适，及时就诊。

糖、血压，旅行中饮食、运动等习惯的改变会导致血糖波动大，比如物理活动会增加胰岛素敏感性，因此即使你在家时监测血糖的次数并不多，旅行时都要每4~6小时检测1次血糖，如果出现身体不适还应及时监测血压，以评估自己的身体情况。

在饮食方面，应提前订制适合糖尿病患者的食物，保持饮食规律，以少油、少盐、清淡、低热量为原则，荤素搭配，少吃生冷食品，注意饮食卫生。旅途中应注意及时补充水分，出汗较多时更应注意补充盐和水，避免饮用含糖饮料。

旅途中应避免过度运动，饮食和运动量尽可能与平时相接近，运动尽量安排在餐后1小时，运动后应及时监测血糖，注意预防低血糖，按所测的血糖值来调整饮食和运动量。运动量较大时应适当减少用药量或提前加餐以防止低血糖发生，注射胰岛素者尽量选择在腹部注射以防止发生低血糖。如果运动量比较大，

应留意晚上和第二天出现低血糖，最好能够在晚上加一餐牛奶。如果活动后出现低血糖症状，应立即食用随身携带的糖果或饼干。

旅途中应避免喝酒，因为酒精可以诱发低血糖。旅途中还应做好足部及全身皮肤护理，每晚可用温水洗脚，检查双脚是否完好，即使足部出现一个小小的、无法消退的红色斑点，在第二天也不宜再运动，而是需要停止走路。因为糖尿病患者的足部和皮肤比较脆弱，出现伤口时本身就难以愈合，应注意及时预防伤口的进一步加重，必要时还应及时就医。

如果患者选择自驾游，旅途中应保持精神集中，不宜单独自驾游，对于有反复低血糖发作、足部存在神经病变、白内障、并发糖尿病视网膜病变的患者不能驾车。旅途中如果发现血压持续升高、血糖＞16.7mmol/L、出现发热且体温＞38.5℃、严重腹泻或其他不适等，则需要提前结束旅程，尽快到医院就诊。

糖尿病患者旅行后应及时调整生活作息，调整身心，如果旅行回家后出现血糖持续偏高、血糖波动大、足部出现水泡、损伤或其他身体不适时，应尽快到医院就诊。

7

糖尿病患者如何做好足部的日常护理？

　　糖尿病是一种全身性疾病，当血糖控制不佳时，患者的心脏、肾脏、眼睛在不同的病程中都会多多少少受到不同程度的损害，除此之外，糖尿病足也是糖尿病常见的慢性并发症之一，且通常相对比较严重，是糖尿病患者致残甚至致死的重要原因之一。一旦出现糖尿病足，治疗周期相对较漫长，治疗费用也相当昂贵，如果糖尿病足不能够及时得到有效的治疗和控制，最严重的结局可能是截肢或因感染导致的全身性疾病，从而严重影响患者的生活质量，并给患者带来了巨大的经济负担。因此，了解糖尿病足的相关知识，学会如何呵护自己的双足对患者尤为重要。

对患者而言，糖尿病足导致的截肢占非创伤引起截肢的大多数，糖尿病患者下肢截肢的相对风险是非糖尿病患者的40倍。那么，糖尿病患者为什么会容易出现糖尿病足呢？

1 造成糖尿病足的原因

糖尿病神经病变和糖尿病血管病变等是引起糖尿病足的重要原因，它们可以通过复杂的作用机制导致足部的溃疡和坏疽。糖尿病周围神经病变会使得患者出现感觉异常甚至完全缺失，表现为皮肤尤其是下肢皮肤发凉、发麻、脚踩棉絮感、腿部肌肉抽搐、对温度和疼痛等感觉减退甚至缺失等，从而导致皮肤容易受损，皮肤尤其是下肢和足部皮肤失去了自我保护作用，而糖尿病自主神经病变可导致患者皮肤干燥、皲裂从而促使或加重足病的发生、发展。糖尿病周围血管病变可导致患者的下肢血供不足，伤口愈合缓慢，皮肤缺血可导致缺血性疼痛，患者可表现为静息状态下的疼痛，即在不行动时或休息时也伴有皮肤灼热疼痛，夜间时疼痛可能更明显。同时，间歇性跛行也是患者下肢缺血的一种典型表现，间歇性跛行是指患者短距离行走后即出现下肢肌肉无力及酸痛等，此时不得不停止运动，并需要休息一会儿疼痛才能缓解。如继续行走会再出现类似的疼痛症状，疼痛可出现在小腿、臀部、大腿、背、足等部位。

此外，患者还可出现下肢皮肤弹性差、皮温降低、色素沉

糖尿病患者足部护理应在日常皮肤护理的基础上，注意保持皮肤润滑，不宜将护理霜涂抹于足趾间或溃疡伤口；选择合适的鞋袜；定期洗脚，但不建议长时间泡脚。

养成日常检查双足的习惯，定期修剪趾甲，避免赤足行走，避免使用刀片或鸡眼膏自行处理鸡眼。

着、水肿、肌肉萎缩等皮肤营养不良的表现。而在临床住院的糖尿病足的患者多存在足部溃疡，也可表现为坏疽。一旦出现足部溃疡，极容易合并溃疡部位的感染，严重时可导致相应部位的骨髓炎，感染又可进一步加重足溃疡，甚至导致败血症等严重的全身性疾病。

2 糖尿病足的高危人群

对于糖尿病患者而言，以往有过足溃疡或截肢病史、出现下肢麻木和刺痛，感觉迟钝或减退甚至缺失、间歇性跛行、静息痛、足背动脉搏动明显减弱或消失、足部皮肤颜色暗红或发紫、皮肤发凉、皮肤水肿、皮肤干燥、趾甲异常、皮肤胼胝（老茧）、皮肤溃疡、足趾间皮肤糜烂、鹰爪趾、骨性突起、关节活动障碍等情况时，则属于糖尿病足的高危人群。当患者存在经济条件差、视力差、弯腰困难、不能享受医疗保险、有赤足行走的习惯、合并肾脏病变、常常独居、年龄偏大时，也属于糖尿病足的高危人群。

糖尿病足的治疗耗时耗费，治疗难度也大，但是如果能充分地做好糖尿病足的预防工作，则可以有效地降低糖尿病足的发生率。因此，对糖尿病科学的预防非常重要，尤其是对于具有糖尿病足高风险的人群而言。

3 糖尿病足的预防

日常护理

为了预防糖尿病足的发生，患者日常生活中应注意日常护理。首先，要保持皮肤润滑，尤其是天气干燥时，平时可适当使用润肤霜或油膏类护肤品保持足部皮肤滋润，适当按摩足部，促进血液循环，但应注意不宜将护理霜涂抹于足趾间或溃疡伤口上，足趾间或溃疡处皮肤应保持干燥，严重的足跟皲裂，需使用特殊皲裂霜。其次，选择合适的鞋子、袜子对患者具有重要意义，不合适的鞋袜容易导致足损伤甚至足溃疡，而合适的鞋子鞋内较柔软且有足够的空间，鞋底较厚硬且透气良好，足底压力分布更合理。患者应该穿尺码合适、透气性好、鞋头宽大、不挤脚、自我感觉舒适的鞋子；穿鞋时，先检查鞋里是否有异物或不平坦之处，防止异物或皱褶损伤足部皮肤；首次穿新鞋时间不宜过长，20～30分钟后应检查双脚是否有压红或摩擦的痕迹；勿穿脚趾外露的凉鞋或赤脚穿鞋，以免磨伤足部皮肤；足底如有畸形，应定做专门的鞋。最后，患者还应每天换袜子，并选择松软暖和、吸水性及透气性好、颜色较浅的棉质袜子，大小、松紧、长短应适宜。避免高过膝盖的袜子，避免有毛边的、过紧的、内部接缝太粗糙的鞋及袜子，以免影响足部血液循环导致足部皮肤磨伤。

🩺 定期洗脚，日常检查

　　患者应该定期洗脚，可选用中性肥皂温水清洗双脚，洗脚时的水温不宜太高，低于37℃为宜；不推荐长时间浸泡双脚，洗脚时间应少于5分钟；洗脚后应用柔软毛巾轻轻擦干足部尤其要擦干脚趾间。同时，患者应养成每天检查双足的习惯，尤其要检查足趾间的皮肤，应在每天清洗双脚后在光线明亮处检查足底、趾间，察看足部皮肤温度、颜色及感觉，了解有无皮肤干燥、皲裂、鸡眼、胼胝、损伤、水泡、肿胀、溃疡、感染、趾甲异常等。如果患者存在视力问题可佩戴眼镜或请家人帮忙，必要时应寻求有经验的人或医务人员来帮助检查足部。

❖ 修剪趾甲有讲究

患者修剪趾甲也有讲究，修剪趾甲最好在洗完脚后进行，不推荐到公共浴室修脚及趾甲，剪趾甲时应水平地剪，剪去尖锐的部分，用锉刀修光滑，但不宜剪得太短或太接近皮肤；当出现足部胼胝时不宜自行修剪，也不宜用化学制剂来处理趾甲或胼胝，胼胝或过度角化的组织应该交由专业人员修除。

患者在寒冷的冬天最好不要使用热水袋、电热毯等物品直接保暖足部。日常生活中应避免赤足行走，避免使用刀片或鸡眼膏自行处理鸡眼。

❖ 发现问题及时就医

糖尿病患者一旦发现身体尤其是足部出现小的伤口、水泡、溃疡或出现足踝部发红、浮肿、皮肤温度升高、疼痛、流脓渗液、畸形等糖尿病足的相关情况或症状时，不宜擅自在家里处理这些情况，而应及时到正规医院找到专科医生或护士，以得到专业的治疗，这样可以大大降低患者的截肢率。一旦诊断为糖尿病足，患者常常需要住院接受治疗，在积极控制血糖、血脂、血压的基础上，还需要积极地接受抗感染、改善循环、营养神经等对症支持治疗，皮肤溃疡明显者还需要接受专业的造口换药治疗。

值得提出的是，吸烟的糖尿病足患者要戒烟，有研究表明，吸烟会使糖尿病足的发生率增加20倍。烟会产生有毒、有害的物质，这些物质中某些成分会导致血管收缩、血供减少，从而致使组织缺血、缺氧，而糖尿病足需要足够的营养物质和氧，烟草会加重糖尿病足的循环不良，使得足部溃疡难以愈合。当糖尿病足治愈后，建议每年到正规医院全面检查1次。

8

糖尿病患者应如何应对心理不适❓

随着社会节奏的加快，社会竞争变得日益激烈，越来越多的人群出现轻重程度不一的心理健康障碍，而躯体疾病可能会促使这种心理亚健康状态的形成。糖尿病患者也会出现多种不同的心理问题，在情绪、兴趣、个性、观念、行为等方面出现一系列的障碍，它包括常见的抑郁症（或称忧郁症）。此外还包括焦虑症、认知

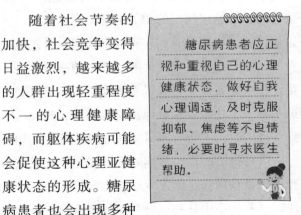

糖尿病患者应正视和重视自己的心理健康状态，做好自我心理调适，及时克服抑郁、焦虑等不良情绪，必要时寻求医生帮助。

功能障碍、人格障碍及药物成瘾。事实上，这一系列的心理障碍在患者中是比较普遍和多发的，可直接影响患者的血糖调节和生活质量。

很多患者把心理疾病和精神病联系在一起，然而心理疾病和精神病并不是同一回事，而是两种截然不同的疾病。心理疾病是出现在正常人身上不可控制的非正常情绪表现，是完全可以康复的，精神病体现的则是非正常人的思维和行为。心理疾病患者判断能力大多正常，能够清楚地感觉到自己在某一方面的不正常，多能控制自己的行为，但是自我常常感觉十分痛苦，且往往又不被他人所理解。多数患者易受心理暗示的影响，心理疾病患者病前均有相应的性格或人格缺陷。心理疾病起病常有一定的诱因（某一种或多种心理压力或精神因素打击），且常常出现病情反复多变和不稳定，单纯药物治疗的疗效并不理想。

糖尿病患者常见的心理障碍包括抑郁症和焦虑症，两者可以合并存在，与非糖尿病人群相比，糖尿病患者患抑郁症的可能明显增加，甚至有研究表明糖尿病患者抑郁症患病率达约达50%。目前抑郁症的临床表现尚无统一的诊断标准，主要特征为情绪低落、忧伤、注意力不集中、无精打采、唉声叹气、焦虑不安、容易发怒、精神紧张或不振、记忆力减退、孤独感和失眠多梦等。病情可轻可重，其中轻者外表可以如正常人，但内心有痛苦体验，可通过进行自我调整及生活调整或者一段时间的药物治疗康复；重者可表现为愁眉苦脸、自卑、绝望、悲观厌世、幻觉妄想，甚至会有自杀的想法及行为，对患者的健康及生活质量造成严重影响，常常需要终身用药控制，但只要积极治疗也可以完全像正常人一样生活和工作。

患者出现抑郁状态时血糖也变得不易控制，更容易出现各种并发症，且患者的生活质量也大大降低，可见糖尿病与抑郁症相互联系，相互促进。

心理疾病不像糖尿病那样，能够通过抽血、化验等方法诊断出来，而是通常需要回答各种评估量表，并需经过专业的精神心理科医生全面评估才能被诊断。因此，当患者出现焦虑、抑郁等不良情绪时，应正视和重视自己的心理健康状态，做好自我心理调适，及时克服这些不良情绪。例如日常生活中可以多与家人、朋友、同事等进行沟通交流，可以选择向自己可以信赖的人倾诉，多想开心的事情，多参加娱乐活动，多参加医疗机构组织的讲座、交流、郊游等活动，也可以加入糖尿病患者圈与患者交流倾诉。必要时应及时到精神心理科就医，寻求医护人员的帮助，医护人员可以从专业的角度给患者解惑并有利于患者找回自己的自信，提高自己的生活质量。

许多患者对躯体的疾病常常积极就医，而对心理疾病则讳莫如深，事实上，因心理问题求助于专业医护人员并不是什么难为情的事情，而是一件再正常不过的事情了，因此，我们应该大大方方地面对它，光明正大地战胜它。